Programa de Ejercicio Funcional integrado en el Estilo de Vida (LiFE) para prevenir caídas

Manual del entrenador

Inés Llamas-Ramos, Rocío Llamas-Ramos, Susana González-Sánchez
y Emiliano Rodríguez-Sánchez
Versión inglesa: Lindy Clemson, Jo Munro & Maria Fiatore Singh

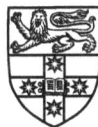

SYDNEY UNIVERSITY PRESS

Publicado por SYDNEY UNIVERSITY PRESS

Unidad de Investigación de Atención Primaria de Salamanca (APISAL)

Sydney University Press

Fisher Library F03
University of Sydney NSW 2006
AUSTRALIA
Email: sup.info@sydney.edu.au

ISBN: 9781743327661 (pbk).

Querido lector:

¡Bienvenido al programa LiFE!

El término LiFE significa "ejercicio funcional integrado en el estilo de vida", comprende una serie de actividades de equilibrio y de fuerza que se integran en la vida cotidiana. Este programa está dirigido a personas de edad avanzada que han experimentado o están experimentando una reducción de su fuerza y equilibrio; todo ello conlleva un mayor riesgo de caídas y las consecuencias que se derivan como fracturas, esguinces o cualquier otra lesión asociada.

El programa de ejercicio funcional integrado en el estilo de vida (LiFE) fue creado en la Universidad de Sidney (Australia) por la Profesora Lindy Clemson y sus colaboradores, ha demostrado su eficacia en la reducción del riesgo de caídas y en la mejora de la capacidad para la actividad funcional cotidiana. El resultado de su investigación se ha reproducido en un manual para participantes en inglés, el cual ha sido traducido recientemente al español. Este libro es la traducción al español del manual para entrenadores que se ha llevado a cabo con el permiso y el consentimiento de la Profesora Clemson.

La traducción se ha desarrollado en la Unidad de Investigación en Atención Primaria de Salamanca (APISAL) con el respaldo de la Fundación INFOSALUD. Es una parte de los proyectos llevados a cabo en el Grupo de Investigación APSF-04 Envejecimiento y prevención de la dependencia perteneciente al Instituto de Investigación Biomédica de Salamanca (IBSAL). También cuenta con la colaboración de la Unidad de Ortogeriatría y Traumatología del Complejo Asistencial Universitario de Salamanca donde se aborda la cirugía y rehabilitación de pacientes con fracturas de cadera.

El presente proyecto ha sido financiado por la Gerencia Regional de Castilla y León (GRS 1985/B/19. Intervenciones para prevenir caídas en personas mayores que viven en su domicilio PRECAISAL study) y ha contado con la colaboración de asociaciones de vecinos tanto para el reclutamiento de la muestra como para la realización de las intervenciones en sus locales.

Todas las actividades de LiFE han sido diseñadas para ayudarle a permanecer activo y reducir las posibilidades de caerse. Es un programa flexible que se adapta a todos los estilos de vida. El equilibrio y la fuerza pueden mejorarse y mantenerse notablemente si el programa LiFE se convierte en parte de las rutinas diarias. Le propone practicar los ejercicios de equilibrio y de fuerza con la frecuencia e intensidad suficiente para que logre establecer un hábito, de modo que esas actividades pasen a ser parte de su rutina diaria.

Desde APISAL, surge la necesidad de promover un proyecto de intervención para asesorar al paciente cómo realizar correctamente las actividades, contando siempre con la supervisión de profesionales que enseñen, asesoren y animen a los participantes a mantenerse activos y evitar el sedentarismo.

Este libro le permite conocer los principios del programa LiFE y ofrece una guía paso a paso para los terapeutas con el fin de implementarlo con sus pacientes. Este manual debería emplearse junto con el manual del participante.

¡Esperamos que disfrute del programa LiFE!

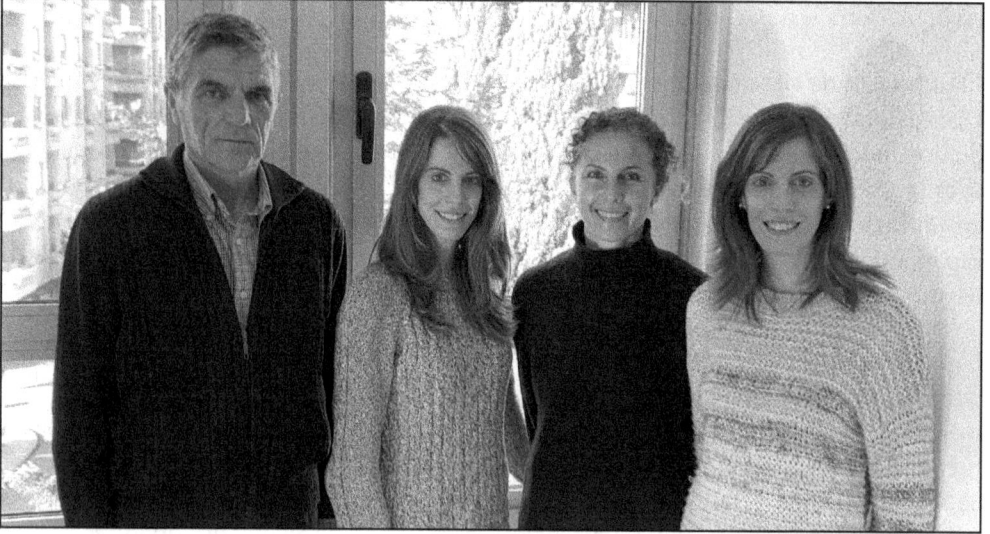

El Dr. Emiliano Rodríguez-Sánchez (médico de familia), la Dra. Rocío Llamas-Ramos (fisioterapeuta), Susana González-Sánchez (enfermera) y la Dra. Inés Llamas-Ramos (fisioterapeuta), son los responsables de la traducción e implementación del programa LiFE en España.

Contenidos

LiFE
Introducción

1. Introducción

Bienvenido al manual del entrenador del programa LiFE.

Si está leyendo este manual, posiblemente entrenará a personas para hacer el programa LiFE. Toda la información en el manual del entrenador es relevante e importante para poder entrenar eficazmente a los participantes.

Las secciones se presentan en un orden que sigue un patrón lógico. Sin embargo, no necesita leer de adelante hacia atrás.

1.1. ¿Qué es el programa LiFE?

El programa de Ejercicio Funcional Integrado en el Estilo de Vida (LiFE) para prevenir caídas es único y novedoso. LiFE implica enseñar los principios básicos subyacentes del entrenamiento de equilibrio y de fuerza. Estos principios forman la base de las actividades de equilibrio y de fuerza utilizadas en el programa. El participante realiza cambios en cómo realiza sus tareas cotidianas para incluir estas actividades. Es decir, integra las actividades en sus tareas y rutinas diarias. Finalmente, los cambios se convierten en un hábito que mejorará el equilibrio y la fuerza del participante.

El participante y el terapeuta planean cómo integrar estas actividades en la rutina diaria del participante. No habrá dos participantes que tengan exactamente el mismo programa, ya que estará determinado por lo que el participante hace rutinariamente y cómo decide integrar las actividades en su rutina individual.

El programa LiFE se desarrolló en respuesta a la necesidad de proporcionar opciones que sean aceptables para las personas mayores y que se mantengan a largo plazo. Para desarrollar el entrenamiento de equilibrio y de fuerza, se consultaron programas como "*Ayudar a los ancianos a activar sus vidas (HEAL)*" (Fiatarone Singh & Murphy, 2003) y la evidencia sobre la prevención efectiva de caídas para idear los principios y estrategias centrales. Se cree que la actividad basada en la funcionalidad se relacionará estrechamente con las habilidades necesarias para evitar caídas y mejorar la capacidad del participante para recuperarse de la pérdida de equilibrio o tropiezo.

El concepto de entrenamiento de equilibrio o la noción de que puede mejorar su equilibrio no se entiende fácilmente. Sin embargo, hay muchas oportunidades en la vida diaria para desafiar el equilibrio y contraer los músculos haciendo que trabajen más. LiFE incorpora una comprensión de estos principios y proporciona muchos ejemplos que pueden incorporarse a las actividades de la vida diaria.

1.2. ¿Cuál es el objetivo de LiFE?

El objetivo del programa LiFE es reducir las caídas y mejorar el funcionamiento en las personas mayores al incorporar actividades que mejoren su equilibrio y fuerza en las tareas y la rutina diaria de los participantes.

Los participantes deben desafiar continuamente su equilibrio y hacer que sus músculos trabajen más. En el programa LiFE, las actividades de equilibrio y de fuerza se incorporan a sus tareas diarias. Por este motivo nos referimos a un programa de Ejercicio Funcional integrado en el Estilo de Vida.

1.3. ¿Para quién es LiFE?

El programa LiFE es para cualquier persona que esté en riesgo de caerse. Los participantes deben poder comprender el programa y no tener ningún deterioro cognitivo. Deben poder realizar de manera segura las actividades de LiFE sin supervisión. No deben tener una afección neurológica que afecte su equilibrio. Aunque los participantes en la investigación tuvieron dos caídas en el último año o una caída perjudicial, que informaron, este programa no es solo para aquellos que ya han experimentado una caída, sino que está dirigido a la prevención de caídas.

1.4. ¿Quién puede enseñar el programa LiFE?

Un entrenador del programa LiFE necesita comprender los elementos clave del programa, cómo implementarlos para cada individuo y cómo las actividades beneficiarán a la persona que las realiza.

Para ser un entrenador exitoso de LiFE necesita:

- Creer que es posible mejorar la fuerza y el equilibrio en las personas mayores y que esto tendrá un impacto directo en la protección contra caídas y una mejora de la función.

- Comprender los principios LiFE de equilibrio y de fuerza, formarse y poder enseñarles el programa a los participantes.

- Comprender las siete actividades de equilibrio y las siete actividades de fuerza y ser capaz de enseñar a las personas cómo incorporarlas en sus tareas y rutinas diarias.

- Ser capaz de proporcionar retroalimentación y motivación efectivas a los participantes.

- Trabajar con conceptos de cambio de hábitos para permitir a los participantes implementar y mantener las actividades LiFE.

- Ser capaces de ayudar a los participantes a ser autónomos en la implementación del programa de actividades.

En la investigación participaron fisioterapeutas, enfermeros y médicos que enseñaron el programa LiFE.

Antes de enseñar el programa, los terapeutas deben:

- Leer detenidamente el manual del participante LiFE ("*Programa de Ejercicio Funcional integrado en el Estilo de Vida (LiFE) para evitar caídas: manual del participante*").

- Practicar las actividades en el manual del participante ellos mismos.

- Pasar tiempo implementando el programa en su propia rutina diaria.

- Comprender cómo completar las evaluaciones para el programa LiFE.

- Comprender cómo completar y apreciar la importancia de las hojas de registro que acompañan al programa.

Se recomienda encarecidamente que antes de enseñar el programa, los terapeutas y entrenadores implementen el programa LiFE, o secciones específicas del mismo, en sus propias rutinas.

Cada participante necesitará su propia copia del "*Programa de Ejercicio Funcional integrado en el Estilo de Vida (LiFE) para evitar caídas: el manual del participante*". El manual del participante incluye los principios, actividades, consejos, fotos e ideas sobre cómo incluir las actividades de equilibrio y de fuerza en las actividades de la vida diaria. En este manual del entrenador nos referiremos a la información que se puede encontrar en el *manual del participante*.

> **LiFE es diferente a los programas de ejercicio tradicionales. Es posible que algunos terapeutas necesiten "quitarse el sombrero de terapeuta". Los terapeutas deben dejar que los participantes decidan cuándo y dónde realizarán las actividades LiFE. Las actividades no se enseñan como un conjunto; debe moverse por la casa y el entorno del participante. Los terapeutas y los participantes juntos realizan diferentes actividades LiFE que se adaptan a diferentes lugares.**

1.5. Puntos clave del programa

Los participantes aprenderán los principios y actividades de entrenamiento de equilibrio LiFE y de fuerza muscular que se relacionan con estos principios. Aprenderán cómo integrar actividades específicas de equilibrio y de fuerza en sus tareas y rutinas diarias.

Para mejorar su equilibrio, los participantes deberán practicar actividades que desafíen su equilibrio y seguir progresando hacia actividades de equilibrio más difíciles.

Para mejorar su fuerza, los participantes deberán hacer que sus músculos trabajen más contrayendo sus músculos.

Los participantes:

- Aprenderán a buscar oportunidades en sus tareas y rutinas diarias donde puedan incluir o integrar las actividades de equilibrio y de fuerza.

- Necesitarán practicar para que sea parte de su rutina habitual.

- Modificarán sus hábitos para incluir actividades de equilibrio y de fuerza en sus actividades y tareas diarias.

- Aprenderán cómo hacer que el programa de ejercicios sea más efectivo al hacer cambios en su entorno que los animará a realizar más actividad física.

El programa facilitará que los participantes se vuelvan más activos físicamente.

> **LA SEGURIDAD SIEMPRE DEBE SER UNA PRIORIDAD**

¿Qué es el ejercicio funcional?

Generalmente se piensa en el ejercicio como un conjunto específico de actividades que se realizan por separado de las otras tareas y actividades diarias que hacemos. A muchas personas les resulta difícil encontrar el tiempo para realizar las actividades que pueden ser beneficiosas para ellos. La incorporación del ejercicio a las funciones, tareas o rutinas cotidianas significa que la tarea diaria se convierte en el ejercicio. Esto puede conducir a una mayor tasa de éxito en el logro de mejoras de fuerza y de equilibrio.

Por ejemplo, se sabe que hacer sentadillas mejorará la fuerza de los músculos cuádriceps. Tener fuertes los músculos cuádriceps puede ayudar a prevenir caídas. En un programa de fuerza regular, los participantes pueden hacer de 10 a 30 sentadillas tres veces por semana. Muchas personas encuentran las sentadillas completas difíciles o dañinas para las rodillas. Sin embargo, si las personas pueden realizar media sentadilla cada vez que tienen que alcanzar algo por debajo de la cintura, pueden lograr una gran cantidad de flexiones de rodilla todos los días con menos riesgo de agravamiento de cualquier sintomatología de rodilla. Los participantes incorporarán una actividad que mejorará su fuerza en sus actividades diarias. Esto es lo que entendemos por ejercicio funcional. NO es un conjunto rígido de actividades que debe realizarse para un número determinado de repeticiones en un número concreto de veces cada día durante un número específico de días cada semana. El número y tipo de ejercicio que hará cada participante dependerá de su estilo de vida.

¿Por qué actividades y no ejercicios?

A lo largo del programa nos referimos a actividades de equilibrio y de fuerza y no a ejercicios. Esto es para reforzar la idea de que el programa no es un conjunto de ejercicios en el sentido tradicional, sino actividades de equilibrio y de fuerza diseñadas para integrarse en las tareas y rutinas diarias de los participantes. Los participantes cambiarán sus hábitos. Pueden cambiar su entorno. Finalmente, harán cambios en su estilo de vida que impactarán positivamente en su fuerza y su equilibrio, en última instancia, ayudarán a prevenir caídas y, en muchos casos, mejorarán su capacidad funcional.

Al final del programa, los participantes deberían ser capaces de:

- Realizar las actividades de equilibrio y de fuerza en el programa LiFE de forma independiente, segura y competente.
- Integrar actividades de equilibrio y de fuerza LiFE en sus rutinas y tareas diarias.
- Incrementar la dificultad de las actividades de equilibrio y de fuerza de forma. independiente y con seguridad.
- Aumentar su actividad física.

Expectativas de / para los participantes

Los participantes deben:

- Estar preparados para hacer cambios en sus vidas.
- Practicar las actividades de forma independiente.
- Leer el manual y consultarlo regularmente según sea necesario.
- Buscar oportunidades para integrar las actividades en su rutina diaria.
- Completar las hojas de registro.
- Ser más autónomos en la implementación del programa.

No se espera que los participantes entiendan todo en la primera sesión de entrenamiento. Hay mucha información para asimilar. El programa trata sobre el cambio de hábitos, el cual, es un proceso lento. Puede llevar varias sesiones para que el participante se familiarice con los conceptos, principios y actividades.

A lo largo del programa, el participante debe asumir cada vez más la responsabilidad de planificar e implementar actividades LiFE, guiado por el terapeuta. Mejorar la autoeficacia y la formación de hábitos son conceptos clave dentro del entrenamiento. Recomendamos leer el artículo de Lally y Gardner (Lally y Gardner, 2011), que proporciona una visión general de la teoría y la evidencia de la formación de hábitos hasta la fecha.

1.6. Acerca del programa y la implementación

- Es un programa individual adaptado específicamente al estilo de vida del participante.

- El terapeuta enseña el programa y facilita la implementación al crear un conjunto de actividades de equilibrio y de fuerza que el participante realiza de forma independiente al incorporar estas actividades en sus tareas y rutinas diarias.

- El programa se imparte en el hogar del participante y en su propio entorno.

- El número de sesiones se basa en que el participante pueda aprender e integrar dos actividades de equilibrio y dos actividades de fuerza cada semana.

- Es posible que algunos participantes no puedan aprender dos actividades de equilibrio y dos actividades de fuerza cada semana. Las sesiones 6 y 7 se pueden usar según sea necesario para garantizar la enseñanza de todas las actividades. Estas sesiones finales también se pueden usar para reforzar las actividades o actualizarlas o para abordar cualquier problema que se haya encontrado.

- Las sesiones de enseñanza se llevan a cabo durante un período de ocho a doce semanas. El participante aumenta gradualmente su autonomía para mejorar y mantener las actividades de equilibrio y de fuerza integradas en su rutina.

El programa LiFE se enseña en cinco visitas domiciliarias con dos visitas de refuerzo y dos llamadas telefónicas. Se tendrá en cuenta:

- El correcto desempeño de las actividades de equilibrio y de fuerza. Por ejemplo, m antener el tronco recto cuando se mueve a límites de estabilidad y cuidar la postura de la espalda.

- La seguridad. Por ejemplo, tener un apoyo disponible, no realizar actividades LiFE con zapatos inseguros, ser consciente de los obstáculos, contar con una buena iluminación y responder a los peligros potenciales al cesar la actividad LiFE.

- Emparejar las actividades prescritas del programa LiFE con el entrenamiento individual.

- Elegir tareas y rutinas que sean relevantes para el participante.

- Aumentar la intensidad, progresar con el tiempo.

- Frecuencia, tantas veces como el participante pueda. Las actividades LiFE deben realizarse varias veces durante el día. Sea creativo acerca de las formas de aumentar la cantidad de veces cambiando aspectos como dónde y cuándo se integra cada actividad.

Tabla 1: Descripción general de cómo implementar el programa LiFE.

Número de sesión y semana	Lo que el terapeuta necesita saber	Tiempo asignado
Antes de las sesiones	• Envíe a los participantes el "*Programa de Ejercicio Funcional integrado en el Estilo de Vida (LiFE) para evitar caídas: el manual del participante*", así como la tabla de rutina diaria (TRD) e instrucciones sobre cómo completarla.	
Sesión 1 Semana 1	• Evalúe la capacidad y las oportunidades para las actividades LiFE (Herramienta de Evaluación [HEL] y Tabla de Rutina Diaria [TRD]). • Presente el programa LiFE y revise el manual del participante. • Comience a enseñar el programa LiFE: puntos clave y principios de equilibrio y entrenamiento de fuerza. • Enseñe e implemente de una a dos actividades de equilibrio y de una a dos de fuerza vinculadas a una tarea específica, situación o lugar diario. • Planifique cómo, cuándo y dónde incorporar las actividades y registre los planes utilizando el Planificador de actividades. • Planifique las actividades que se contarán utilizando el Contador de actividades. • Indique al participante cómo usar el Planificador de actividades y el Contador de actividades.	1,5 horas
Sesión 2-5 Semana 2-6	• Continúe enseñando e implementando el programa LiFE. • Presente y enseñe nuevas actividades: de una a dos actividades de equilibrio y de una a dos de fuerza en cada sesión, vinculando las actividades con tareas específicas, situaciones o lugares diarios. • Aumente la autonomía del participante en la selección de oportunidades para integrar actividades en las tareas diarias y en la progresión. • Use el Planificador de actividades para registrar planes y progresiones. • Use el contador de actividades para proporcionar un punto de partida y refuerzos. • Enseñe maneras de hacer que el programa sea más efectivo.	1 hora cada una

Número de sesión y semana	Lo que el terapeuta necesita saber	Tiempo asignado
Sesiones 6 y 7 Semanas 8-12	• Continúe enseñando e implementando el programa LiFE. • Presente y enseñe nuevas actividades: de una a dos actividades de equilibrio y de una a dos de fuerza en cada sesión, vinculando las actividades con tareas específicas, situaciones o lugares diarios. • Aumente la autonomía del participante en la selección de oportunidades para integrar actividades en las tareas diarias y en la progresión. • Use el Planificador de actividades para registrar planes y progresiones. • Use el contador de actividades para proporcionar un punto de partida y refuerzos. • Enseñe maneras de hacer que el programa sea más efectivo.	1 hora cada una
Llamadas telefónicas 10 semanas/ 5 meses	• Brinde apoyo y ánimos. • Aborde los problemas si los hubiera.	

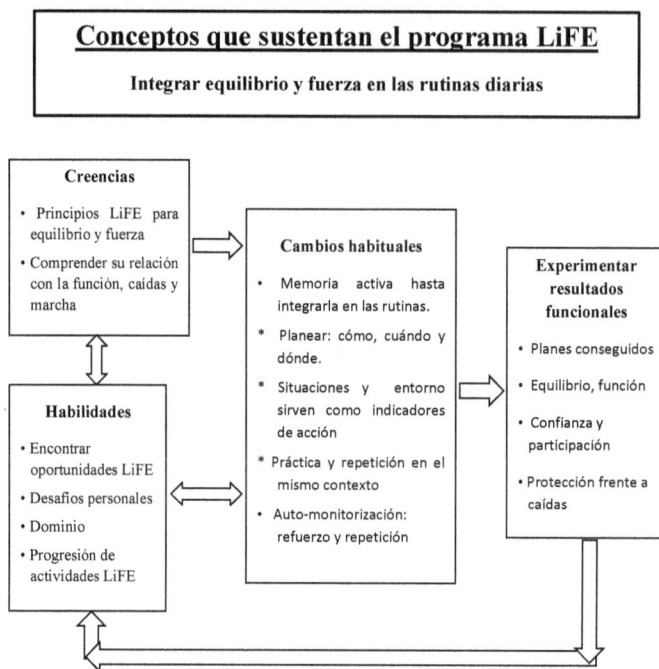

Figura 1: Conceptos que sustentan LiFE.

La Figura 1 proporciona un esquema del programa LiFE que resume los conceptos principales sobre los que se sustentan las actividades de equilibrio y de fuerza en la vida cotidiana. Esto incluye características que mejoran las creencias, actitudes y comprensión del programa, estrategias para animar el cambio y los resultados funcionales positivos que sostienen la participación en el programa. Estos últimos incluyen la prevención de caídas, una mayor función y participación en actividades y roles de la vida.

LiFE: un programa basado en la evidencia

El programa LiFE se probó por primera vez en un ensayo piloto, cuyos resultados se publicaron en 2010 en el Australian Occupational Therapy Journal (Clemson et al., 2010). Esta primera muestra comprendió a 34 personas mayores residentes en la comunidad, de 70 años o más, que habían tenido dos caídas en el último año o una caída perjudicial. Fueron asignados al azar al programa LiFE o al grupo de control sin intervención y fueron seguidos durante seis meses. LiFE redujo significativamente las caídas en un 77% (TIR = 0.23 (IC 95% 0.07 a 0.83)) en este pequeño estudio. Esto llevó a obtener fondos del Consejo Nacional de Salud e Investigación Médica para un gran ensayo.

Los resultados de ese ensayo se publicaron en 2012 en el British Medical Journal (Clemson et al., 2012). En este ensayo de tres brazos se comparó LiFE con un programa de ejercicio simulado y también con un programa de ejercicio estructurado, una vez más reclutando personas que habían tenido dos caídas en el año anterior o una caída perjudicial. Después de un seguimiento de doce meses, hubo una reducción significativa del 31% en la tasa de caídas (TIR = 0,69) para los participantes de LiFE en comparación con otro grupo que recibió un programa de ejercicio simulado. El programa estructurado, (ejercicios de equilibrio y de fuerza tres veces por semana), mostró una reducción de las caídas, pero no hubo una diferencia significativa en comparación con el grupo de control.

Las estrategias de reclutamiento incluyeron invitaciones enviadas por correo a personas de 70 años o más utilizando la práctica médica y las bases de datos departamentales. Se envió una carta informándoles sobre la oportunidad de ser parte de la investigación y que se estaba reclutando personas que habían tenido una caída en el último año. Se solicitó que llamaran por teléfono o respondieran por correo si querían más información. El Cuestionario Breve de Estado Mental se utilizó para evaluar a las personas en busca de deterioro cognitivo. Se puede encontrar más información sobre los procedimientos de investigación en el artículo de acceso abierto disponible en el British Medical Journal (Clemson et al., 2012).

Tabla 2: Hallazgos de equilibrio, fuerza y confianza, un ECA de tres brazos (Clemson et al., 2012).

	LiFE vs Control	Tamaño del efecto	Estructurado vs Control	Tamaño del efecto
Tiempo de marcha en tándem	F = 6,6 P = ,0002	0,42	F = 8,9 P < ,0001	0,49
Escala de equilibrio (8 niveles)	OR 1.5, wald 15,6 P < ,0001	0,63	NS	0,29
Fuerza de tobillo	F = 5,5 P = ,005	0,40	NS	0,26
Seguridad en el equilibrio	F = 5,52 P = ,004	0,38	F = 5,22 P = ,006	0,37

Las tablas 2 y 3 resumen algunos de los hallazgos del programa LiFE en comparación con el programa estructurado. Para el programa LiFE, hubo tamaños de efectos significativos y moderados tanto para el equilibrio estático como para el equilibrio dinámico y para la seguridad en el equilibrio. Para LiFE, si bien hubo mejoras constantes en la fuerza de la cadera y la rodilla, la fuerza del tobillo fue la única medida de fuerza que mostró un efecto significativo. LiFE demostró tamaños de efecto moderados a grandes en medidas de función y de actividad diaria y en una medida de participación (ver Tabla 2). La adherencia se mantuvo con el 64% de participación en actividades LiFE a los 12 meses.

Tabla 3: Medidas de función y de participación. Comparación de LiFE y programas estructurados con un grupo de control (Clemson et al., 2012).

	LiFE vs Control	Tamaño del efecto	Estructurado vs Control	Tamaño del efecto
Actividades de la vida diaria (Encuestas Nacionales sobre Exámenes de Salud y Nutrición)	F = 15,01 P < ,0001	0,62	F = 4,85 P = ,008	0,36
Índice de función en mayores	F = 21,05 P = ,0001	0,73	F = 6,66 P = ,04	0,41
Índice de discapacidad en mayores (frecuencia)	F = 9,28 P = ,003	0,49	NS	0,17
Índice PA Paffenbarger	F = 15,01 p < ,0001	0,62	F = 4,85 P = ,008	0,36
Estado de salud (EQ-VAS)	F = 4,46 P = ,01	0,34	NS	0,06

Los resultados de las medidas de equilibrio, de función y de participación sugieren que hay una serie de beneficios con el programa LiFE. El programa difiere del ejercicio tradicional estructurado que se realiza en dosis medidas y en series pequeñas. Muchas de las actividades de LiFE se relacionan con las condiciones funcionales y las tareas cotidianas y se les recomienda que se realicen con la mayor frecuencia posible. Hay un interés emergente en los efectos beneficiosos de las sesiones cortas de ejercicio.

Otros aspectos del programa LiFE pueden mejorar la protección frente a una caída. Debido a la naturaleza integrada de las actividades LiFE, las actividades a menudo incluyen tareas dobles, es decir, completar más de una tarea a la vez. La investigación sugiere que el entrenamiento de doble tarea puede tener un impacto positivo en los pasos, la variabilidad y el equilibrio de la marcha (Silsupadol et al., 2009).

No solo el equilibrio y la fuerza

Actividades funcionales, no ejercicio tradicional

La evidencia muestra que se obtuvieron mejoras fisiológicas, posiblemente, la razón para un mayor beneficio a favor del progrma LiFE sea que es un programa de ejercicio funcional. Al incorporar las actividades LiFE en la vida diaria, la persona se coloca automáticamente en situaciones de demandas competitivas. Esto conecta el entrenamiento de equilibrio y de fuerza con las tareas de la vida diaria que naturalmente incluyen retos. Esto puede incluir, por ejemplo, prestar atención al medio ambiente que les rodea, así como tareas dobles mientras realizan la actividad LiFE.

Equilibrar los desafíos cuando la tarea doble pueda tener un beneficio funcional

Las actividades LiFE a menudo involucran tareas que requieren múltiples habilidades para ser realizadas al mismo tiempo. Esto se conoce como tarea doble, ya que las tareas implican combinaciones variables de movimiento físico y coordinación de las extremidades superiores e inferiores, así como la atención en la tarea. Los ejemplos de tareas dobles incluyen apoyo sobre una pierna mientras plancha o flexiona las rodillas en lugar de agacharse en el supermercado al seleccionar artículos de un estante inferior.

Se ha demostrado que tener una capacidad deficiente para realizar tareas dobles en tareas que involucran variación de la marcha y requieren atención, predice un riesgo creciente de caídas (Kuptniratsaikul et al., 2011). Este riesgo aumenta para los que caen repetidamente (Beauchet et al., 2008). Se ha demostrado que el entrenamiento en actividades de tarea doble que desafían el equilibrio en situaciones clínicas mejora la marcha y su variabilidad y el equilibrio dinámico y estático (Silsupadol et al., 2009). LiFE ha mostrado que esto se puede hacer en situaciones cotidianas y que estas habilidades se transfieren a otras tareas funcionales. Puede ser que las actividades LiFE personalizadas e integradas mejoren la integración de habilidades como la coordinación de tareas, el control postural y el procesamiento espacial.

Actividades que involucran planificación, concentración y atención

Las actividades que involucran planificación, concentración, atención y estrategias podrían tener un impacto directo en la prevención de caídas (Liu-Ambrose, Ahamed, Graf, Feldman y Robinovitch, 2008). Piense en lo que implica el equilibrio cuando habla por teléfono, carga cosas mientras realiza un giro o sube escaleras o camina en tándem por el pasillo con una taza de café. Liu-Ambrose et al. (2012) proponen que no solo se pueden obtener mejoras fisiológicas del ejercicio, sino que la función ejecutiva y la plasticidad funcional pueden mejorar con el ejercicio dirigido. Se basan en la comprensión de la función cerebral, la evidencia del trabajo propio y ajeno en el entrenamiento de resistencia, y en estudios que exploran la relación entre la realización de tareas que demandan atención en personas con riesgo de caída y las tareas que involucran la función ejecutiva (Anstey, 2008). Afirman que, junto con el cambio fisiológico, tales mecanismos pueden jugar un papel importante en cómo el ejercicio reduce el riesgo de caídas.

1.7. Conceptos que sustentan el programa LiFE

El programa LiFE es diferente a un programa de ejercicio tradicional y puede requerir un cambio de pensamiento o enfoque para los terapeutas. Como terapeutas, se buscan formas de facilitar las tareas a los participantes o de sugerir que hagan menos. El programa LiFE anima a los participantes a buscar formas de permanecer activo. Las actividades que desafían su equilibrio y su fuerza se incorporan a las tareas y rutinas cotidianas.

Estas actividades están vinculadas a tareas diarias específicas. Se realizan de manera intencional y consciente hasta que se vuelven habituales y se integran en la ocupación diaria. La retroalimentación, la monitorización y el refuerzo positivo son estrategias utilizadas para mejorar la habilidad en el desempeño de las actividades y la autoeficacia de los participantes.

Hay conceptos que sustentan la implementación del programa LiFE que son vitales para comprender. Estos son:

1. Integrar actividades en la rutina diaria.
2. Cambiar los hábitos.
3. Desafiar al participante.

1. Integrar actividades en la rutina diaria

En el programa LiFE, los participantes realizan actividades de equilibrio y de fuerza en sus rutinas y tareas diarias habituales en lugar de ejecutar estos ejercicios como un conjunto separado de acciones. Realizan las actividades varias veces al día integrándolas en una variedad de tareas. Las actividades se desarrollan de manera intermitente y frecuente. Estas actividades se basan en los principios de entrenamiento de equilibrio y de fuerza.

Por ejemplo, vaciar el lavavajillas se convierte en una oportunidad para que el participante fortalezca sus rodillas haciendo múltiples flexiones parciales de rodilla. Así vacían el lavavajillas y a la vez completan su actividad de fortalecimiento de las rodillas. La actividad o ejercicio se convierte en parte de sus tareas diarias. Por esto se le ha llamado programa de ejercicio funcional.

El objetivo es elegir actividades seguras que sean relevantes para el individuo y complicarlas con el tiempo. Los niveles iniciales se determinan mediante una evaluación exhaustiva utilizando una herramienta específica diseñada para el programa LiFE. La implementación de las actividades se realiza en colaboración con el participante. El terapeuta trabaja con el participante para ayudar a determinar cómo y dónde pueden integrar las actividades de manera segura.

La progresión de las actividades es inicialmente monitoreada de cerca por el terapeuta. Sin embargo, el participante debe aprender a incrementar la dificultad de sus actividades para poder continuar desafiándose a sí mismo cuando la intervención del terapeuta haya cesado. Los participantes adquieren más control sobre su programa que en los programas de ejercicio más tradicionales.

Para integrar efectivamente las actividades LiFE en su rutina diaria, los participantes deberán desarrollar nuevos hábitos.

2. Cambiar de hábitos

En el programa, los participantes aprenden a cambiar la forma en que realizan ciertas tareas diarias para incluir actividades LiFE de equilibrio y de fuerza. Aprenderán nuevas formas de desarrollar tareas como parte de su rutina habitual. Los terapeutas deben facilitar este cambio de hábito proporcionando estrategias que hagan la transición de la actividad novedosa a una parte rutinaria de la tarea cotidiana. Es decir, las actividades LiFE deben volverse habituales. Cuando las actividades se vuelven habituales, es más probable que se mantengan.

El proceso de cambio de hábitos está integrado en las estrategias de implementación del programa e incluye lo siguiente:

  a. Planificación y visualización.

  b. Indicadores para impulsar la acción.

  c. Práctica, repetición y refuerzo.

a. Planificación y visualización: cómo, cuándo y dónde se implementarán las actividades

Holland et al. (2006) declararon que la planificación y la visualización de los cambios fueron importantes porque ayudaron a formular la intención de actuar y contribuyeron a fortalecer la asociación entre la situación o el entorno y la acción. Lo demostraron a través del ejemplo de cómo la planificación consciente de las actividades era la clave para cambiar los hábitos de reciclaje en un lugar de trabajo.

Se espera que los participantes en el programa LiFE planifiquen cuándo y dónde realizarán las actividades y con qué tareas diarias vincularán la actividad. Esto está documentado en el Planificador de actividades. Deben visualizarse realizando la actividad mientras ejecutan la tarea diaria. La tarea particular se convierte en la señal para recordar hacer la actividad LiFE. Por ejemplo, un participante podría practicar la posición en tándem mientras friega; lavar los platos se convierte en la señal para colocar la posición en tándem.

A largo plazo, se pretende que los participantes generalicen el desempeño de la actividad a otros contextos, que puedan transferir las actividades a tantas tareas y lugares como sea posible a través de su rutina diaria. Cuando dominen la actividad deseada integrada en una tarea diaria específica y lo estén haciendo rutinariamente, deberían intentar visualizarse a sí mismos realizándola en otras tareas diarias. Pueden planear incorporar la actividad en la nueva tarea además de la tarea anterior.

Por ejemplo, podrían comenzar flexionando las rodillas para obtener el detergente debajo del fregadero. Luego planean y se visualizan flexionando las rodillas en el baño para sacar la pasta de dientes del mueble o en la cocina cuando sacan los platos para la cena.

La visualización es una estrategia para ayudar a planificar dónde pueden y serán integradas las actividades. También ayuda a los participantes a generalizar las actividades a una variedad de tareas y lugares. Registrar cómo, cuándo y dónde en el Planificador de actividades es importante, pero la visualización y la planificación son las características clave de este proceso (Holland et al., 2006; Lally y Gardner, 2011).

La respuesta a un indicador particular ocurre tras un compromiso planificado con una reacción conductual. La capacidad de reemplazar los viejos hábitos por otros nuevos depende tanto de la planificación consciente como de la influencia de los indicadores (Holland et al., 2006; Lally y Gardner, 2011).

b. Indicadores para impulsar la acción: comportamiento, situación y entorno

El cambio de comportamiento requiere recordatorios. En el programa LiFE, hemos utilizado algunos métodos diferentes para proporcionar los indicadores que impulsen el comportamiento deseado. Hay indicaciones generales que se aplican a todos los participantes. Éstas incluyen flexionar las rodillas si necesita alcanzar algo por debajo de la altura de la cintura o ponerse de puntillas si se encuentra por encima de la altura de la cintura.

Para facilitar el proceso de integración, los participantes planifican las tareas diarias a las que vincularán las actividades LiFE. Estas tareas se convierten en recordatorios para impulsar el desempeño de dicha actividad. Los indicadores o recordatorios pueden ser un lugar y un momento, por ejemplo, el fregadero de la cocina en la mañana; una característica del entorno, por ejemplo, la puerta entre el pasillo y el baño; o un patrón de interacción con el medio ambiente, por ejemplo, de pie en la fila del supermercado. Estas señales actúan como un aviso para obtener la respuesta conductual: el desempeño de la actividad LiFE.

El programa anima a los participantes a realizar cambios en su entorno para facilitar el desempeño de la actividad LiFE, como mover objetos de uso común a un lugar diferente. Por ejemplo, mover el detergente a un estante inferior para provocar flexiones de rodilla; mover las tazas de café a un estante más alto para ponerse de puntillas.

El objetivo es que los participantes realicen las actividades de fuerza y de equilibrio sin tener que pensar conscientemente en incluirlas en sus tareas diarias. De esta manera, se vuelven habituales. Sin embargo, mientras aprenden el programa durante la fase de entrenamiento, los participantes deben pensar conscientemente en las actividades e integrarlas, es decir, llevarlas a la memoria activa. Aprendemos nuevos hábitos procesándolos gradualmente con el tiempo utilizando nuestra memoria activa. Con el tiempo se vuelven habituales y se integran automáticamente en la ocupación diaria. Los hábitos son comportamientos rutinarios, dirigidos a objetivos, que se ponen en marcha mediante indicadores o recordatorios (Ronis, Yates y Kirscht, 1989). Estos pueden ser automáticos e incluso pueden pasar desapercibidos o pueden ser intencionales cuando la situación necesita llevarnos a la acción.

Cambiar los hábitos requiere tiempo. Es por eso que el entrenamiento en el programa LiFE se realiza durante un período de seis a doce semanas. El programa LiFE requiere trabajar con memoria activa hasta que la actividad se convierta en un hábito estable y duradero, y se integre en la rutina. Esto se ve facilitado por la práctica y la repetición en el mismo contexto.

c. Práctica, repetición y refuerzo

La planificación y la práctica son esenciales para establecer nuevos hábitos. Los participantes tienen que planear hacer la actividad, visualizarse haciéndola y luego practicar haciendo la actividad consciente y repetidamente hasta que se convierta en hábito.

Cuando se realiza una nueva acción, se crea una asociación mental entre situación y acción, y la repetición refuerza y establece esta asociación en la memoria (Lally y Gardner, 2011). Los participantes deben completar hojas de registro para reforzar la práctica y la repetición de las actividades LiFE en sus tareas diarias. Estas hojas de registro ofrecen una oportunidad para que los participantes planifiquen cuándo y dónde incorporarán y realizarán actividades LiFE específicas, si pudieron incorporarlas y con qué frecuencia. Completar las hojas de registro refuerza el desempeño de las actividades deseadas. Para obtener más información, consulte la sección sobre *"Planificación y registro de la realización de las actividades LiFE"*.

Los terapeutas proporcionan un refuerzo extrínseco a la ejecución de la actividad en cualquier nivel, pero siempre animando la realización de más actividades, ya sean adicionales o una progresión mayor de la misma actividad.

Los participantes obtienen un refuerzo intrínseco para la realización de las actividades de varias maneras. Para algunos, ver que pueden realizar más actividades LiFE al revisar sus hojas de registro o porque se dan cuenta de que pueden realizar la actividad en un nivel más complejo. Para otros, la capacidad de realizar una tarea diaria con mayor facilidad o más confianza. Por ejemplo, muchos participantes se sintieron más seguros al subir escaleras.

El refuerzo de los terapeutas es importante durante la fase inicial del entrenamiento. Sin embargo, las recompensas intrínsecas proporcionan más refuerzo a largo plazo en la realización de la actividad. Los terapeutas deben facilitar los cambios de hábitos: ayudar a los participantes a planificar los cambios, visualizar cómo y cuándo pueden integrar las actividades, demostrar las actividades y ofrecerles la oportunidad de practicar y proporcionar retroalimentación y refuerzo positivo.

La práctica y la repetición son esenciales para la formación de hábitos. El artículo de Lally y Gardner (2013), ofrece una buena visión general de las etapas del hábito formado en un contexto similar cada día. Entonces, en lugar de planificar demasiados contextos diferentes, puede comenzar flexionando las rodillas en lugar de inclinar el tronco cada vez que cierre un cajón en el dormitorio y la cocina. Una vez que se forman los hábitos, esto puede generalizarse a contextos más amplios, como el supermercado, el garaje u otros lugares a los que va el participante.

El planificador de actividades está diseñado para reforzar el rendimiento y la integración de las actividades LiFE. Este incluye indicaciones para vincular la actividad con una tarea diaria y proporciona a los participantes un método para registrar si han realizado la actividad o no, y con qué frecuencia pudieron realizarla. El proceso de registro incide en el logro y refuerza la ejecución de las actividades. El Planificador de actividades y las instrucciones sobre cómo usarlo se encuentran en la sección *"Planificación y registro de la realización de las actividades LiFE"*.

Durante la fase de entrenamiento, se debe facilitar la autonomía de los participantes para que puedan continuar implementando el programa de manera independiente.

3. Desafiar al participante: dominio y actividades de mejora

Los conceptos de desafiarse a uno mismo, dominio y mejora están interconectados. Todas son habilidades importantes que sustentan el programa LiFE y hacen referencia a que los participantes deben continuar desafiándose a sí mismos mejorando continuamente el nivel que alcanzan para actividades de equilibrio y de fuerza.

Para progresar y continuar mejorando el equilibrio, una persona necesitará practicar actividades de equilibrio cada vez más complejas. Para mejorar la fuerza, una persona tiene que continuar contrayendo sus músculos y aumentar la carga.

Para incrementar la dificultad continuamente en sus actividades, el participante debe ser capaz de establecer una meta relacionada con una actividad LiFE, determinar cuándo ha dominado esa actividad o ha alcanzado la meta, y luego establecer una nueva meta más compleja. La autoeficacia se refiere a la capacidad de uno mismo para alcanzar una meta específica (Bandura, 1997). Es probable que una mayor autoeficacia mejore los resultados del programa, ya que la persona cree más en su capacidad para superarse y alcanzar resultados. La capacidad de establecer objetivos realistas, a corto plazo y alcanzables, así como dominar una actividad, puede aumentar las creencias de los participantes sobre la autoeficacia cuando dominan la actividad.

El dominio se refiere a la capacidad de realizar una actividad a cierto nivel. Inherente a este concepto está la idea de que siempre se pueden crear nuevos desafíos una vez que se ha superado un desafío particular. Dominar una habilidad implica dividirla en pasos simples y tener objetivos para lograrlos. En el programa LiFE, los participantes deben dominar una actividad en un nivel inferior antes de que puedan progresar de manera segura a una actividad más compleja. A medida que los participantes dominan una actividad, deben poder establecer una nueva meta. Por ejemplo, cuando un participante puede apoyarse sobre una pierna con apoyo de dos manos, el participante establece la meta de tratar de pasar al apoyo de una mano. Los participantes controlan la actividad y luego establecen una meta que mejora su nivel de actividad.

Para volverse autónomos en el programa LiFE, los participantes aprenden a actualizar sus actividades de forma independiente. El participante necesita comprender el concepto de progresar en las actividades y desafiarse a sí mismo cuando el terapeuta ya no las está entrenando. Los terapeutas también deben asegurarse de que los participantes puedan realizar actividades e incrementar su dificultad de manera segura.

Finalmente, hay que asegurarse de usar un refuerzo positivo y animarlos. Esto puede tener un impacto directo en la relación terapeuta-participante y proporciona un entorno seguro y de apoyo para el participante.

1.8. Marcha

Comprender la conexión entre los cambios en la marcha y el riesgo de caídas puede proporcionar una motivación para que las personas mayores participen en un entrenamiento de equilibrio y de fuerza para ofrecer protección contra caídas.

Los cambios en la marcha en la persona mayor pueden estar influenciados por una variedad de factores, incluidos los cambios músculo-esqueléticos: la disminución de la fuerza y el rango de movimiento en una variedad de articulaciones; los factores neurológicos y la confianza.

El análisis de la marcha es extremadamente complejo. Sin embargo, un análisis simplificado de la marcha de las personas mayores generalmente establece que las personas mayores tienen una longitud de zancada más corta, una base de apoyo más amplia y un ritmo más lento (Whittle 1991; Lord, Sherrington y Menz, 2001). Muchas personas mayores arrastran los pies. Esto significa que sus pies están en contacto con el suelo durante períodos de tiempo más largos a través de las fases del ciclo de la marcha. Esto puede hacer que se sientan más estables, pero no necesariamente los protege de caídas. La incapacidad de levantar el pie para salvar un obstáculo puede hacer que la persona sea más propensa a tropezar y, por lo tanto, a caerse.

Mejorar el equilibrio y la fuerza en las piernas debería traducirse en una mejor capacidad para caminar. Por ejemplo, si los flexores plantares se fortalecen, la capacidad de ponerse de puntillas sería mayor; si se fortalecen los dorsiflexores, se debe mejorar la capacidad de levantar el antepié. Incrementar la fuerza y el equilibrio del participante, incluida su capacidad de mantenerse sobre una pierna, proporciona una base de apoyo más estable en la fase de apoyo del ciclo de la marcha. Todos estos progresos deberían conducir a una mejora en la marcha y, por lo tanto, en la capacidad de caminar con confianza.

Animamos a los participantes a pensar en su forma de caminar. Se les anima a caminar "de talones y de puntillas". Es decir, deben concentrarse en hacer contacto con el talón y luego empujar conscientemente con los dedos. Los progresos tanto en la fuerza como en el equilibrio animan a la persona a caminar mejor. También se les debe animar a mirar hacia delante mientras caminan (Clemson y Swann, 2008). *Un paso hacia delante: fomentando la confianza y reduciendo las caídas, un programa comunitario para personas mayores* (Clemson y Swann, 2008) tiene muchas estrategias útiles para una movilidad segura y aumentar la confianza al caminar al aire libre.

LiFE

Evaluar habilidad y oportunidad

2. Evaluar habilidad y oportunidad

Antes de enseñar el programa a los participantes, los terapeutas deben evaluar:

- Las oportunidades de integrar las actividades LiFE en la rutina del participante. Esto se hace utilizando la tabla de rutina diaria (TRD).

- La capacidad del participante de ejecutar actividades específicamente relacionadas con el programa LiFE. Esto se hace usando la herramienta de evaluación LiFE (HEL).

Las evaluaciones también pueden proporcionar oportunidades de enseñanza. La HEL corresponde a las actividades LiFE. A medida que se evalúa a los participantes, les introducirá algunas de las ideas sobre las actividades LiFE, aunque no en un formato estructurado.

2.1. La tabla de rutina diaria (TRD)

El propósito de la tabla de rutina diaria es ayudar a identificar oportunidades en la rutina diaria del participante donde las actividades de equilibrio y de fuerza LiFE puedan estar integradas.

Los participantes completan la tabla que describe lo que hacen diariamente para cada día de la semana. Cuanta más información puedan incluir los participantes en este formulario, más preparados estarán el terapeuta y el participante para identificar situaciones, lugares y momentos en los que se pueden integrar las actividades LiFE.

Cuantos más detalles pongan los participantes en el cuadro, más fácil será determinar las oportunidades para integrar las actividades. Se deben incluir las rutinas o tareas que los participantes realizan semanalmente. Esto podría incluir la participación en grupos o actividades de la comunidad, cuidar a los nietos, pasatiempos, salidas regulares, reuniones o tareas domésticas como sacar la basura.

La TRD proporciona pistas a los terapeutas para sugerir dónde incluir las actividades LiFE al inicio del programa. Por ejemplo, el pasillo entre los dormitorios y la sala de estar puede ser un buen lugar para hacer la marcha en tándem, la encimera de la cocina puede ser un buen lugar para la posición en tándem o el fregadero para lavar los platos puede ser una oportunidad para el apoyo sobre una pierna.

La TRD se debe enviar al participante antes de su primera sesión. En la primera sesión, el terapeuta revisará la tabla y es posible que deba añadirle más información. Algunos requerirán asistencia para completar el formulario.

La cantidad de tiempo que tomará completar esto, dependerá de qué tan bien el participante complete el formulario. Espere aproximadamente 15 minutos para revisar este formulario si se completa antes de la sesión 1.

> **La tabla de rutina diaria de LiFE se puede encontrar en la siguiente página. También se puede descargar del sitio web http://www.fundacioninfosalud.org**

Tabla de rutina diaria (TRD)

Enumere las actividades que realiza regularmente diaria y semanalmente

	Lunes	Martes	Miércoles	Jueves	Viernes	Sábado	Domingo
Mañana	Hora de levantarse	Hora de levantarse	Hora de levantarse	Hora de levantarse	Hora de levantarse	Hora de levantarse	Hora de levantarse
Tarde	Comida	Comida	Comida	Comida	Comida	Comida	Comida
Noche	Cena	Cena	Cena	Cena	Cena	Cena	Cena
	Hora de acostarse	Hora de acostarse	Hora de acostarse	Hora de acostarse	Hora de acostarse	Hora de acostarse	Hora de acostarse

2.2. La herramienta de evaluación LiFE (HEL)

La herramienta de evaluación LiFE (HEL) fue diseñada específicamente para el programa LiFE. Los entrenadores revisan el HEL con el participante antes de comenzar el programa para indicar en qué nivel debe comenzar. El propósito de la herramienta es proporcionar una indicación de la capacidad del participante para realizar las actividades LiFE. Las evaluaciones de equilibrio y de fuerza en la HEL están estrechamente relacionadas con las actividades del programa. La HEL también establece una línea de base para la reevaluación. Si lo desea, los principios LiFE de equilibrio y de fuerza se pueden presentar al participante mientras el terapeuta realiza la evaluación.

Desarrollo de la herramienta de evaluación LiFE (HEL)

La herramienta de evaluación LiFE (HEL) fue diseñada específicamente para evaluar las actividades que se realizarán en el programa LiFE. Inicialmente, la HEL fue una evaluación de 19 ítems que se desarrolló para el programa piloto. La herramienta fue revisada y validada con una muestra de 80 personas que participaron en el ensayo aleatorio. Los datos fueron analizados y la herramienta validada por Laura Friery (Friery, 2007) como parte de su tesis en terapia ocupacional. Los resultados se analizaron utilizando el modelo Rasch para explorar el funcionamiento del elemento y determinar la validez de constructo. Después del análisis de Rasch, se modificó a una herramienta más breve que incluye los elementos que fueron más útiles para mostrar diferentes niveles de habilidad y, por lo tanto, justificaba la inclusión en la herramienta final. Se colapsaron algunos niveles de una herramienta más grande y se demostró que la evaluación final era unidimensional con todos los elementos que se ajustan a un constructo: equilibrio dinámico. La escala revisada de 10 ítems es válida como planificador de intervención y medida de resultado.

¿En qué consiste la herramienta de evaluación LiFE?

Historial músculo-esquelético

Comprende un breve conjunto de preguntas relacionadas con las extremidades inferiores. Todas las preguntas deben ser respondidas y los aspectos específicos registrados según corresponda. Estos pueden indicar cualquier área que requiera precauciones al ejecutar las actividades LiFE.

Preguntas de equilibrio funcional

Comprende un conjunto de preguntas sobre la realización de tareas de la vida diaria que requieran equilibrio.

Evaluaciones LiFE de equilibrio y de fuerza

Hay cinco actividades de equilibrio y cinco actividades de fuerza para evaluar. El terapeuta debe demostrar cada actividad al participante.

La evaluación del equilibrio y la fuerza se estructura de la siguiente manera:

- Columna 1, describe la actividad que se evaluará. También incluye, cuando corresponda, el principio de equilibrio o de fuerza relacionado con esa actividad en particular.

- Columna 2, instrucciones: da breves instrucciones para la realización de la actividad.

- Columnas 3–7, niveles 0–4: registra el nivel en el que el sujeto puede realizar la actividad.

- Columna 8, notas: para registrar cualquier nota. Esto puede incluir dónde se realizó la actividad o durante cuánto tiempo se realizó.

Gradación de los niveles para la evaluación del equilibrio y de la fuerza

Cada actividad se ha dividido en niveles relacionados con la dificultad de la ejecución de la actividad. Los niveles se califican de 0 a 4. Sin embargo, no todas las actividades tienen cinco niveles de dificultad.

Los sujetos son evaluados en cada apartado con el nivel más alto de dificultad que pueden lograr de manera segura. No es necesario comenzar la evaluación en el nivel más bajo. El evaluador debe usar su criterio para seleccionar el nivel de habilidad en el cual comenzar la prueba. Si el sujeto puede ejecutar de manera segura cierto nivel, debe intentar realizar la actividad en el siguiente nivel. La evaluación de la actividad debe continuar hasta que alcancen el nivel más alto o no puedan realizar la tarea. Esto debe hacerse para todas las actividades enumeradas. Se utiliza un sistema de tics, círculos y cruces para registrar la habilidad del sujeto (ver ejemplos a continuación).

Esta información se utiliza para determinar en qué nivel debe comenzar un participante con una actividad. Comenzarán en el nivel más alto que puedan hacer con seguridad.

Algunos apartados contienen dos tareas en el mismo nivel. El sujeto solo necesita completar una de las tareas descritas para ser registrado en ese nivel. La elección de la tarea debe hacerse en consulta con el participante. Si el sujeto no puede realizar una de las tareas y no hay problemas de seguridad, puede intentar la tarea alternativa.

La evaluación no necesita realizarse en el orden en que se presenta. No existe una estructura jerárquica para la evaluación.

Para implementar la herramienta, necesitará lo siguiente:

- Un folio de tamaño A4 o una cartulina de color de tamaño A4.
- Bloque de espuma (aproximadamente tamaño A4: 210 x 297 cm o 8.3 x 11.7 pulgadas).
- Cronómetro.
- Bolígrafos / lápices.

En uno de los apartados, el sujeto debe agregar un elemento de distracción mental a la actividad. La elección de la distracción depende del evaluador y del sujeto. Los distractores más utilizados son:

- Contar hacia atrás desde 100 de 3 en 3.
- Nombrar alfabéticamente un conjunto de países.
- Nombres y fechas de cumpleaños de los nietos.

El evaluador debe registrar qué distracción utilizó.

La herramienta de evaluación requerirá de 30 a 40 minutos para completarse. Sin embargo, esto variará dependiendo de la capacidad del participante. Es posible que sea necesario tener en cuenta los niveles de salud y concentración. Los participantes pueden descansar en cualquier momento durante la evaluación si es necesario.

> **La herramienta de evaluación LiFE y ejemplos de una herramienta de evaluación LiFE completa se pueden encontrar en las siguientes páginas. También se puede descargar del sitio web http://www.fundacioninfosalud.org**

Herramienta de evaluación

Evaluaciones de equilibrio y de fuerza

Nombre:
Fecha de nacimiento:
Edad:
Fecha:

Historial músculo-esquelético

¿Tiene artritis en las rodillas o las caderas?
Sí / No
Detalles:
En caso afirmativo, ¿en qué rodilla / cadera tiene artritis?

¿Tiene alguna prótesis en las rodillas o las caderas?
Sí / No
Detalles:
En caso afirmativo, ¿cuáles tiene?

¿Tiene o alguna vez ha tenido bursitis o tendinopatías en la/s pierna/s?
Sí / No
Detalles:

¿Tiene o ha tenido dolor lumbar?
Sí / No
Detalles:

Preguntas de equilibrio funcional

¿Se sienta o se viste de pie? Si ambos, ¿se sienta o se queda de pie más tiempo?
Se sienta / Mayor tiempo sentado / Mayor tiempo de pie / De pie

¿Se sienta o se pone de pie para ponerse los zapatos y los calcetines?
Se sienta / De pie

¿Se sienta o se pone de pie para ponerse los pantalones?
Se sienta / De pie

¿Se sienta o se pone de pie para ponerse el sostén / la camiseta?
Se sienta / De pie

¿Se sienta o se pone de pie para ducharse? Si se baña, ¿se sienta?
Se sienta en la ducha / De pie en la ducha / De pie en el baño / Se sienta en el baño

Durante la ducha ¿se agarra a algo?
Sí / No

¿Qué tan seguro está de vestirse sin perder el equilibrio?
Nada seguro / Un poco seguro / Bastante seguro / Muy seguro

¿Utiliza un bastón para caminar?
Sí / No

En caso afirmativo, ¿cuándo lo usa?
Siempre / Al salir / Varía: lo uso según sea necesario

¿Puede bajar una acera o canalón sin ayuda?
Sí / No

Herramienta de evaluación: actividades de equilibrio

Reducir la base de apoyo	Instrucciones	Nivel 0	Nivel 1	Nivel 2	Nivel 3	Nivel 4	Notas
1. Posición en tándem	Apoyo talón-punta. Apoyo disponible. Peso transferido en una dirección hacia delante / hacia atrás.	Posición en tándem con apoyo constante O Incapaz de realizarse.	Posición en tándem con apoyo intermitente.	Posición en tándem sin apoyo.	Posición en tándem sin apoyo mientras se peina O con los ojos cerrados.		
2. Caminar en tándem	Tener apoyo disponible. La distancia recorrida debe ser de aproximadamente 1,5 metros.	Caminar en tándem con apoyo constante O Incapaz de realizarse.	Caminar en tándem con apoyo intermitente.	Caminar en tándem sin apoyo.	Caminar en tándem sin apoyo con los ojos cerrados.		Registrar dónde se realiza la actividad:
3. Apoyo sobre una pierna	Indique la pierna que sea menos estable.	Apoyo en una pierna con apoyo constante. Pierna menos estable: izq/dcha O Incapaz de realizarse	Apoyo en una pierna con apoyo intermitente. Pierna menos estable: izq/dcha	Apoyo en una pierna sin apoyo. Pierna menos estable: izq/dcha	Apoyo en una pierna sin apoyo mientras realiza algo como coger un objeto de un armario a la altura de los hombros. Pierna menos estable: izq/dcha	Apoyo en una pierna sin apoyo con ojos cerrados. Pierna menos estable: izq/dcha	

Herramienta de evaluación: actividades de equilibrio

Desplazar el peso y moverse hasta los límites de la estabilidad	Instrucciones	Nivel 0	Nivel 1	Nivel 2	Nivel 3	Nivel 4	Notas
4. Inclinarse hacia delante y hacia detrás	Mantenerse en ambos pies. Inclinarse lo más posible hacia delante, desplazando el peso hacia los dedos de los pies. No incline tronco ni cuello. Mantener 10 segundos.	Mantenerse con los pies separados el ancho de los hombros, con apoyo constante. Mantener 10 segundos O Incapaz de realizarse.	Mantenerse con los pies separados el ancho de los hombros, sin apoyo. Tiempo que mantiene la posición:	De pie con los pies juntos, sin apoyo. Mantener 10 segundos.	De pie con los pies juntos, sin apoyo. Mantener 10 segundos mientras utiliza una distracción mental O mantenerlo 10 segundos con los ojos cerrados.		Registrar que distracción mental fue utilizada:
Salvar obstáculos	Instrucciones	Nivel 0	Nivel 1	Nivel 2	Nivel 3	Nivel 4	Notas
5. Hacia delante y hacia atrás	Coloque un objeto de tamaño A4 en el suelo. El sujeto debe avanzar y luego retroceder sobre el objeto. Asegúrese de que haya un apoyo disponible, por ejemplo, el marco de la puerta.	Dar un paso en ambas direcciones con apoyo O Incapaz de realizarse	Dar un paso en ambas direcciones sin apoyo.	Pasar por encima un bloque de foam sin apoyo.	Pasar por encima un bloque de foam sin apoyo mientras realiza otra tarea como llevar un plato de comida O con los ojos cerrados		

Herramienta de evaluación: actividades de fuerza

Flexionar las rodillas	Instrucciones	Nivel 0	Nivel 1	Nivel 2	Nivel 3	Nivel 4	Notas
6. Sentadillas	Tenga un apoyo disponible. El ejercicio debe ser sin dolor. No realice una sentadilla completa	Sentadilla parcial con apoyo O Incapaz de realizarse	Sentadilla parcial sin apoyo. Mantener 5 segundos.	Media sentadilla sin apoyo. Mantener 5 segundos O coger algo bajo el fregadero realizando una sentadilla.			
De puntillas	1.411 mm	Nivel 0	Nivel 1	Nivel 2	Nivel 3	Nivel 4	Notas
7. Caminar de puntillas	No apoyar los talones en todo el recorrido La distancia debe ser de aproximadamente 1,5 metros.	Incapaz de realizar el nivel 1.	Camina de puntillas con apoyo constante.	Camina de puntillas con apoyo intermitente o sin apoyo.	Camina de puntillas sin apoyo mientras realiza una tarea como llevar un plato con una galleta.	Camina de puntillas sin apoyo con ojos cerrados.	Registrar donde se realiza la actividad:
De talones	Instrucciones	Nivel 0	Nivel 1	Nivel 2	Nivel 3	Nivel 4	Notas
8. Caminar de talones	Los dedos deben estar levantados del suelo durante todo el recorrido. La distancia debe ser de aproximadamente 1,5 metros	Incapaz de realizar el nivel 1.	Camina de talones con apoyo constante.	Camina de talones con apoyo intermitente o sin apoyo.	Camina de talones sin apoyo mientras realiza una tarea como llevar un plato con una galleta.	Camina de talones sin apoyo con ojos cerrados.	Registrar donde se realiza la actividad:

Herramienta de evaluación: actividades de fuerza

Sentado-de pie y de pie-sentado	Instrucciones	Nivel 0	Nivel 1	Nivel 2	Nivel 3	Nivel 4	Notas
9. De pie desde una posición de sedestación	El entrenador demuestra la técnica correcta: Sentarse en la silla. Inclinarse hacia delante. Impulsarse hacia arriba desde las piernas. Evitar balancearse. Use un apoyo manual si es necesario.	Se levanta de una silla estándar con apoyo manual O Incapaz de realizarse.	Se levanta de una silla estándar. Sin apoyo manual.	Se levanta de una silla baja. Con apoyo manual	Se levanta de una silla baja lentamente. Sin apoyo manual. Tarda al menos 5 segundos.		Registrar la silla utilizada en la sesión:

Moverse hacia los lados	Instrucciones	Nivel 0	Nivel 1	Nivel 2	Nivel 3	Nivel 4	Notas
10. Moverse hacia los lados	Caminar de lado. Debe estar disponible un apoyo. Los sujetos deben dar el paso más amplio que puedan realizar de manera segura. El entrenador puede realizar una demostración.	Caminar de lado con escalones que estén separados el ancho de los hombros o menos, utilizando apoyo O Incapaz de realizarse.	Caminar de lado con escalones que estén separados más del ancho de los hombros, utilizando apoyo.	Caminar de lado con escalones que estén separados más del ancho de los hombros, sin apoyo.			Si requiere apoyo, registre dónde se realizó la actividad:

Ejemplos de cómo completar la HEL

En la Tabla 1, el evaluador comienza en el nivel 1 y el sujeto puede completar ese nivel. El evaluador le pedirá al sujeto que intente el nivel 2.

Tabla 1

Reducir la base de apoyo	Instrucciones	Nivel 0	Nivel 1	Nivel 2	Nivel 3	Nivel 4	Notas
1. Posición en tándem	Apoyo talón-punta. Apoyo disponible. Peso transferido en una dirección hacia delante / hacia atrás.	Posición en tándem con apoyo constante O Incapaz de realizarse.	Posición en tándem con apoyo intermitente.	Posición en tándem sin apoyo.	Posición en tándem sin apoyo mientras se peina O con los ojos cerrados.		

La Tabla 2 muestra un sujeto que puede realizar la tarea en el nivel 1 y 2, pero no puede realizar la tarea en el nivel 3.

Tabla 2

Reducir la base de apoyo	Instrucciones	Nivel 0	Nivel 1	Nivel 2	Nivel 3	Nivel 4	Notas
1. Posición en tándem	Apoyo talón-punta. Apoyo disponible. Peso transferido en una dirección hacia delante / hacia atrás	Posición en tándem con apoyo constante O Incapaz de realizarse.	Posición en tándem con apoyo intermitente.	Posición en tándem sin apoyo.	Posición en tándem sin apoyo mientras se peina O con los ojos cerrados.		

La Tabla 3 muestra una situación en la que el evaluador comienza la evaluación en el nivel 1 y el participante no puede realizar la actividad. El evaluador le pide al sujeto que realice la tarea en el nivel 0 y el sujeto pudo realizarla, se señaló con un círculo.

Tabla 3

Reducir la base de apoyo	Instrucciones	Nivel 0	Nivel 1	Nivel 2	Nivel 3	Nivel 4	Notas
1. Posición en tándem	Apoyo talón-punta. Apoyo disponible. Peso transferido en una dirección hacia delante / hacia atrás.	Posición en tándem con apoyo constante O Incapaz de realizarse.	Posición en tándem con apoyo intermitente.	Posición en tándem sin apoyo.	Posición en tándem sin apoyo mientras se peina O con los ojos cerrados.		

La Tabla 4 es similar a la Tabla 3. Sin embargo, el sujeto no pudo realizar la actividad como lo indica el círculo.

Tabla 4

Reducir la base de apoyo	Instrucciones	Nivel 0	Nivel 1	Nivel 2	Nivel 3	Nivel 4	Notas
1. Posición en tándem	Apoyo talón-punta. Apoyo disponible. Peso transferido en una dirección hacia delante / hacia atrás.	Posición en tándem con apoyo constante O Incapaz de realizarse.	Posición en tándem con apoyo intermitente.	Posición en tándem sin apoyo.	Posición en tándem sin apoyo mientras se peina O con los ojos cerrados.		

La Tabla 5 muestra una situación similar a las Tablas 3 y 4. Sin embargo, en esta, el Nivel 0 contiene solo una calificación de incapaz de realizar.

Tabla 5

De puntillas	Instrucciones	Nivel 0	Nivel 1	Nivel 2	Nivel 3	Nivel 4	Notas
1. Caminar de puntillas	No apoyar los talones en todo el recorrido. La distancia debe ser de aproximadamente 1,5 metros.	Incapaz de realizar el nivel 1.	Camina de puntillas con apoyo constante.	Camina de puntillas con apoyo intermitente o sin apoyo.	Camina de puntillas sin apoyo mientras realiza una tarea como llevar un plato con una galleta.	Camina de puntillas sin apoyo con ojos cerrados.	Registrar donde se realiza la actividad:

La Tabla 6 muestra que el sujeto no fue capaz de ejecutar la primera acción del nivel 2 pero si fue capaz de realizar la segunda de ese nivel.

Tabla 6

Flexionar las rodillas	Instrucciones	Nivel 0	Nivel 1	Nivel 2	Nivel 3	Nivel 4	Notas
1. Sentadillas	Tenga un apoyo disponible. El ejercicio debe ser sin dolor. No realice una sentadilla completa.	Sentadilla parcial con apoyo O Incapaz de realizarse.	Sentadilla parcial sin apoyo. Mantener 5 segundos.	Media sentadilla sin apoyo. Mantener 5 segundos O Coger algo bajo el fregadero realizando una sentadilla.			

2.3. Otras evaluaciones

Hay otras herramientas de evaluación que se pueden emplear para evaluar el riesgo de caídas y la movilidad (por ejemplo, levantarse e irse cronometrando, caminar en tándem cronometrando, evaluaciones de equilibrio estático) y aquellas que se pueden usar como medidas de referencia para evaluar resultados. La elección de utilizar evaluaciones distintas a las mencionadas anteriormente no se ha incluido en los plazos enumerados en la implementación del programa.

LiFE

Enseñando el programa

3. Enseñando el programa

Los entrenadores deben haber leído el manual del participante antes de leer la siguiente sección. El manual del participante tiene imágenes y diagramas que mejorarán la comprensión de la siguiente sección. Debe consultarlo mientras trabaja con esta información.

> Es importante enseñar a los participantes los principios y las actividades. Mientras explica los principios, demuestre cuál es el principio y dé ejemplos de cómo se aplica para mejorar la función o la marcha o para prevenir caídas. También debe demostrar las actividades mientras las enseña.

3.1. Enseñando el programa

Fases iniciales

La estructura para enseñar al participante el programa LiFE debe llevarse a cabo de la siguiente manera:

- Enseñe los principios de equilibrio y de fuerza, incluyendo ejemplos funcionales para mejorar la función, la marcha y prevenir caídas.

- Enseñe al participante la actividad elegida y refuerce el principio relacionado con ella.

- Demuestre la actividad al participante. Consulte la Tabla de rutina diaria para determinar dónde podría planear el participante incorporar actividades específicas.

- Haga que el participante realice la actividad en la situación en que es probable que la vaya a realizar. Cuando esto no sea posible, ayúdelo a visualizar la práctica en la situación (por ejemplo, en el supermercado).

- Corrija la técnica del participante.

- Anime al participante a visualizar cómo, cuándo y dónde realizará las actividades.

- Haga que el participante planifique dónde realizará la actividad. Esto incluye la ubicación y la tarea diaria con la que se integrará.

LiFE

- Haga que el participante practique la actividad. Mientras practica, explíquele los beneficios de hacer ese ejercicio en particular.

- Mostrar al participante la sección relevante del manual del participante.

- Reforzar puntos clave y consejos.

- Verifique y refuerce las precauciones para asegurarse de que la actividad se realice de manera segura.

- Asegúrese de que el plan para la ejecución de la actividad se registre en el Planificador de actividades.

Cada vez que enseñe o presente una nueva actividad, deberá seguir los pasos anteriores.

Progreso durante el programa LiFE

Los participantes necesitarán varias sesiones para aprender el programa. Algunos comprenderán los conceptos rápida y completamente; otros tardarán mucho más. Los pasos anteriores se pueden implementar hasta que se hayan introducido todas las actividades.

Después de la sesión inicial:

- Anime al participante a realizar la actividad en diferentes partes de la casa o integrar la actividad en diferentes tareas diarias.

- Anime al participante a que proponga ideas sobre dónde podrían integrarse las actividades en su rutina diaria. Esto aumenta la autonomía del participante en el programa LiFE. Cambie el enfoque de terapeuta prescriptivo a participante independiente.

- Pídale al participante que complete el Planificador de actividades y el Contador de actividades. Completar estos formularios es fundamental para reforzar las actividades (consulte la sección *Planificación y registro de la realización de las actividades LiFE*).

- Demuestre cómo y anímelos a incrementar la dificultad de las actividades para asegurarse de que puedan continuar desafiándose a sí mismos.

Las estrategias anteriores se pueden introducir desde la primera sesión. Sin embargo, esto dependerá de la capacidad del participante para comprender los principios y llevar a cabo las actividades.

3.2. Algunos puntos adicionales sobre la enseñanza del programa

Vinculación de las actividades con indicadores cotidianos

Anime a los participantes a conectar o vincular las actividades con tareas o rutinas diarias específicas. Por ejemplo, si eligen realizar una posición en tándem mientras se cepillan los dientes, la tarea de cepillarse los dientes se convierte en la señal o el aviso para hacer la posición en tándem. Este es un ejemplo de cómo la actividad LiFE está integrada en la rutina diaria.

Cambio del entorno

Se debe animar a los participantes a cambiar su entorno para aumentar las oportunidades para integrar las actividades. Esto podría incluir mover objetos cotidianos a diferentes posiciones en la casa para impulsar la ejecución de actividades específicas. Por ejemplo, el participante podría mover la pasta de dientes a un estante inferior para que se les pida que flexionen las rodillas para alcanzarla, o podrían mover las tazas de café a un estante un poco más alto para que se pongan de puntillas cuando alcancen las tazas.

Busque oportunidades para incrementar la dificultad

La progresión puede ser un desafío para muchas personas. A algunas personas les gusta tener una actividad establecida. El terapeuta facilita el concepto de que los participantes deben actualizar continuamente sus actividades y desafiarse a sí mismos.

Por ejemplo, el participante podría realizar las actividades LiFE al lado de la encimera de la cocina utilizando un soporte manual intermitente. El tipo de apoyo depende de la actividad y del nivel de capacidad del participante. Se les debe animar a que disminuyan el apoyo de sus manos a medida que mejora su equilibrio.

Los entrenadores remiten continuamente a los participantes al manual del participante para obtener instrucciones, fotografías y consejos útiles sobre las actividades. Este es su libro de trabajo y necesitan guardarlo, usarlo y escribir si lo desean.

3.3. Enseñar los principios y actividades del entrenamiento de equilibrio

Los entrenadores deben consultar el manual del participante para obtener instrucciones, fotografías y consejos para las actividades.

Puntos clave

Para mejorar su equilibrio, los participantes deben practicar una actividad de equilibrio desafiante. Para que su equilibrio continúe mejorando, necesitan seguir progresando a una actividad o nivel de equilibrio más difícil.

Siempre demuestre la actividad al participante. Si es posible, hágalo en la situación en la que cree que podrían ejecutarlo.

Los principios LiFE del entrenamiento de equilibrio

- Reducir la base de apoyo.
- Desplazar el peso y moverse hasta los límites de la estabilidad.
- Salvar obstáculos.

Reducir la base de apoyo

Explicación y demostración de los principios

Su base de apoyo son todas las partes que están en contacto con el suelo. Aumenta su base de apoyo cuando utiliza sus manos para sostenerse o usa un bastón. A medida que reduce su base de apoyo, aumenta la dificultad del equilibrio. Estar de pie o moverse con una base de apoyo estrecha resulta más difícil para su equilibrio. Una base de apoyo amplia sería de pie con los pies separados agarrándose a una silla o una mesa. Demuestre cómo juntar los pies y no utilizar el apoyo de las manos disminuye la base del apoyo y aumente el desafío del equilibrio.

Relevancia para la función diaria

No es frecuente que alguien necesite realizar una posición en tándem o caminar en tándem en la vida cotidiana, pero hay algunas situaciones en las que es necesario poder mantenerse sobre una pierna, como ponerse los zapatos, medias y pantalones o para secarse los pies después de una ducha. La práctica de pie o caminando en tándem es una forma efectiva de mejorar el equilibrio y mejorar la función del participante en las tareas diarias. Durante el ciclo de la marcha, hay fases en las que está sobre una pierna mientras balancea la pierna opuesta. Al practicar el equilibrio sobre una pierna, tiene el potencial de mejorar su forma de caminar, así como de protegerlo de las caídas.

El enfoque en disminuir la base de apoyo siempre debe considerarse en el contexto de la seguridad.

Actividades LiFE que implican una base de apoyo reducida:

1. Posición en tándem.

2. Caminar en tándem.

3. Apoyo sobre una pierna.

Instrucciones para enseñar actividades relacionadas con el principio de reducir su base de apoyo

1. Posición en tándem

Se realiza mejor cuando el participante tiene acceso a un apoyo estable. Esto podría incluir (pero no se limita a) la encimera de cocina o lavabo del baño, mesas de comedor o sillas estables. Debe realizar una posición en tándem colocando los dedos de un pie en línea con el talón del otro pie.

Debe mostrar al participante cómo realizar la actividad comenzando con el apoyo manual. Luego muéstrele cómo disminuir el apoyo de las manos quitando una mano, después usando solo las puntas de los dedos como apoyo y finalmente quitando todo el apoyo de las manos. Una actualización fácil para la posición en tándem es desplazar el peso hacia atrás y hacia delante, y esto también se puede hacer mientras se realiza una tarea diaria como lavar los platos.

2. Caminar en tándem

Para mayor seguridad demostrarlo dónde haya un apoyo estable, como una encimera de cocina o una mesa de comedor, es decir, un apoyo de al menos uno o dos metros de longitud. Los pasillos también son buenos ya que los participantes pueden usar las paredes como apoyo.

> **Los participantes deben comprender que la ejecución correcta con apoyo manual es más deseable que la velocidad y la mala realización.**

3. Apoyo sobre una pierna

Demuestre esto de manera similar a la posición en tándem. Mantenerse de pie sobre una pierna es la base de apoyo más pequeña.

Ayude al participante a comprender que la cantidad de apoyo puede variar cada vez que realiza la actividad. Esto se debe a que algunos días necesitamos un poco más de apoyo que otros y también la actividad puede ser más difícil en diferentes situaciones.

Desplazar el peso y moverse hasta los límites de la estabilidad

Explicación y demostración de los principios

Para lograr un buen equilibrio, debe ser capaz de mantener su estabilidad cuando desplaza el peso mientras se mueve. Cuando se inclina hacia un lado (manteniendo la columna recta), está desplazando el peso de su cuerpo a poco menos de donde pierde el equilibrio y lo llamamos moverse hasta los límites de la estabilidad. Si puede cambiar su peso de manera suave y segura, ya sea hacia los lados o hacia delante y hacia atrás, será menos probable que pierda el equilibrio.

Demuéstrelo inclinándose y alcanzando algo para que se mueva hasta el límite de la estabilidad.

Cambiar su peso de un pie a otro se vuelve más difícil a medida que disminuye su base de apoyo. Puede hacer que moverse hasta los límites de la estabilidad sea más difícil al disminuir su base de apoyo o al permanecer más tiempo en el límite.

Relevancia para la función diaria

Cuando alcanza algo que está más allá de su alcance, cambia su peso en una dirección y avanza hasta los límites de la estabilidad. Por ejemplo, desplaza su peso hacia atrás cuando se lava el pelo con ambas manos mientras está de pie o cuando desplaza las cortinas. Subir y bajar rampas requiere que mueva su peso hacia delante subiendo y volviendo a subirlo mientras baja para mantener el equilibrio.

Actividades LiFE que implican desplazar el peso y moverse hasta los límites de la estabilidad:

1. Inclinarse de lado a lado.
2. Inclinarse hacia delante y hacia atrás.

Instrucciones para enseñar actividades relacionadas con el principio de desplazar el peso y moverse hasta los límites de la estabilidad

1. Moverse de lado a lado

Manténgase de pie con los pies tan separados como el ancho de los hombros, coloque el peso sobre el pie derecho manteniendo el pie izquierdo en el suelo y apóyese lo más lejos posible a la derecha. Mantenga esta posición. Repita el movimiento, moviéndose hacia el lado opuesto. Asegúrese de no inclinar el tronco, es decir, mantenga la espalda en línea recta.

2. Moverse hacia delante y hacia atrás

Manténgase de pie con los pies tan separados como el ancho de los hombros, desplace el peso hacia delante sintiendo el peso a través de los dedos pero manteniendo los talones en el suelo. Después desplace el peso hacia atrás sobre los talones, sintiendo el peso en los talones, pero manteniendo los dedos del pie en el suelo. Asegúrese de no inclinar el tronco.

Para ambas actividades, los participantes deben tener un apoyo disponible.

Esta actividad puede hacerse más difícil de varias maneras. El participante puede:

- Acercar los pies.
- Permanecer más tiempo al final del movimiento.
- Disminuir la cantidad de apoyo de las manos.

Una actividad más compleja sería realizar el movimiento inclinándose hacia delante y hacia atrás desde una posición en tándem. Ésta es una combinación de principios y actividades y es una progresión de ambas actividades. Hay muchas oportunidades para incrementar la dificultad a medida que los participantes mejoran.

Salvar los obstáculos

Explicación y demostración de los principios

Ser capaz de sortear con seguridad objetos es importante en situaciones en las que tenemos que lidiar con obstáculos y superficies irregulares. Debe poder avanzar y retroceder, así como de pasar de lado a lado. Un paso alto lleva más tiempo que un paso normal y hace que su pierna de apoyo trabaje más para equilibrarse. Debe disponer de un apoyo para demostrarlo. Una puerta puede ser un buen lugar para comenzar. Debe subir y bajar realizando un paso alto. La otra pierna también debe realizar el movimiento de paso alto.

Relevancia para la función diaria

Es posible que deba pasar por encima o alrededor de un cable, un juguete para niños, un vertido en el suelo del supermercado o un sendero irregular. Podemos ser conscientes del pie adelantado y salvar el obstáculo, pero el siguiente pie puede chocar con el objeto y perturbar nuestro equilibrio. Por esta razón, es importante entrenar ambos pies.

Actividades LiFE que implican salvar obstáculos:

1. Salvar obstáculos hacia delante y hacia atrás.
2. Salvar obstáculos de lado a lado.

Instrucciones para enseñar actividades relacionadas con el principio de salvar obstáculos

1. Salvar obstáculos hacia delante y hacia atrás

Coloque un papel o tela en el suelo. Pase por encima del obstáculo de manera exagerada. Debe levantar su pie adelantado arriba y sobre el obstáculo. El siguiente pie también debe levantarse de la misma manera. El pie retrasado es tan importante como el pie adelantado. Los participantes deben dar un paso delante y seguir con el otro pie. Luego deben retroceder con un pie y seguir con el otro. Los participantes deben alternar el pie que usan para liderar el paso.

2. Salvar obstáculos de lado a lado

Pasar sobre obstáculos en un movimiento lateral se realiza de la misma manera que el movimiento hacia delante y hacia atrás, excepto que se hace de lado.

Para ambas actividades, debe disponer de un apoyo. Se anima a los participantes a comenzar con el apoyo y disminuirlo gradualmente, ya que tienen más confianza para avanzar, retroceder y realizarlo lateralmente.

Orden de enseñanza para actividades de equilibrio

No hay un orden establecido en el que se deben enseñar. Para la mayoría de los participantes, las actividades con una base de apoyo menor son más fáciles para comenzar. La posición en tándem y el apoyo sobre una pierna no son necesariamente las actividades más fáciles de realizar, pero los participantes parecen comprenderlas mejor. Por lo general, estos son relativamente fáciles de integrar en las actividades diarias.

Los terapeutas pueden decidir con los participantes individualmente cómo les gustaría incorporar la progresión de los ejercicios, ya que puede depender de la tarea diaria en la que el participante esté incorporando la actividad.

Más formas de desafiar el equilibrio

Para mejorar el equilibrio, debe desafiarlo continuamente. Al realizar las actividades de equilibrio en este manual, los participantes pueden desafiar aún más su equilibrio de las siguientes maneras:

Reduzca la cantidad de apoyo de las manos

Esto se puede hacer gradualmente de la siguiente manera:

- Apoye las dos manos.
- Apoye una mano.
- Apoye las puntas de los dedos, dos puntas de los dedos, una punta del dedo.
- Apoyo intermitente: utilice / no utilice el apoyo durante parte del tiempo.
- Sin apoyo de las manos.

Combine los principios de equilibrio

Al combinar los principios de equilibrio, el participante también puede desafiar su equilibrio.

Por ejemplo, el participante puede combinar los principios de reducir la base de apoyo y desplazar el peso y moverse hasta los límites de la estabilidad.

Cuando el participante puede desplazar fácilmente su peso de un pie a otro con los pies bien separados, puede hacer que sea más difícil reducir su base de apoyo al acercar los pies.

Actividades avanzadas para desafiar aún más el equilibrio

A medida que los participantes ganen confianza, tal vez quieran desafiar aún más su capacidad de equilibrio. Las siguientes actividades se pueden añadir a cualquiera de las actividades de equilibrio. Es importante que los participantes entiendan cómo desafiar su equilibrio de manera segura.

Cerrar los ojos

Cerrar los ojos dificulta el equilibrio porque normalmente confiamos en la vista para ayudarnos a mantener el equilibrio. Sin embargo, hay ocasiones en las que necesitamos hacer cosas sin visión. Practicar el equilibrio con los ojos cerrados, es útil para situaciones en las que el participante puede encontrarse en una habitación oscura o en una calle poco iluminada.

Hacer otra cosa al mismo tiempo

El participante desafía aún más su equilibrio al hacer otra cosa a la vez, ya que el cerebro está tratando de hacer más de una cosa al mismo tiempo. Ejemplos funcionales de esto incluyen hablar con alguien, llevar algo o realizar una tarea diaria mientras mantiene el equilibrio.

Hacer una actividad mentalmente exigente al mismo tiempo

Hacer una actividad mentalmente exigente es otra forma de desafiar el equilibrio. Nuevamente, el cerebro tiene que pensar en más de una cosa al mismo tiempo. Si desea realizar una tarea como caminar en tándem y hacerlo más difícil, puede intentar nombrar los cumpleaños de sus nietos o enumerar alfabéticamente tantos animales como sea posible.

Progresión de las actividades de equilibrio

La progresión es un componente clave del programa. Es importante que los participantes incrementen la dificultad de las actividades de equilibrio que están realizando. Los terapeutas deberán instruir a los participantes sobre cómo progresar de manera segura en sus actividades.

La decisión de incorporar desafíos de equilibrio adicionales dependerá de la capacidad del participante. Al ayudar a los participantes a determinar cómo progresar en sus actividades, una regla general es tratar de hacer que primero reduzcan la cantidad de apoyo de sus manos. Este es un concepto muy fácil de entender para la mayoría de las personas. También significa que sus manos están libres para involucrarse en sus tareas normales. Se les debe animar a seguir la estrategia para disminuir el apoyo de sus manos.

Aunque utilizamos la HEL para evaluar a los participantes, los participantes pueden practicar actividades de equilibrio en cualquier orden. La progresión de equilibrio no tiene que ser una estructura jerárquica. Por ejemplo, algunos participantes pueden preferir el apoyo de una mano o la punta de los dedos, pero con los ojos cerrados. Algunos descubrirán que desean añadir un poco de apoyo al intentar una actividad más difícil. Sin embargo, se recomienda encarecidamente que solo incluyan un desafío cada vez. Por ejemplo, un participante no debe pasar de agarrarse con las dos manos al apoyo de la punta del dedo y hacer otra cosa al mismo tiempo. Por el contrario, deberá disminuir su apoyo manual o hacer otra cosa al mismo tiempo. Los participantes deben intentar realizar bien una actividad de equilibrio antes de añadir cualquier desafío adicional. Esto se relaciona con la idea del dominio de las actividades.

En general, el programa se centra en animar a los participantes a desafiar su equilibrio al mismo tiempo que garantiza su seguridad.

> **¿Cuántas actividades tengo que hacer?**
>
> **Los participantes no están obligados a realizar un número específico de ninguna de las actividades. En cambio, el objetivo es hacer todo lo que el participante pueda y siempre encontrar formas de hacer más.**

3.4. Enseñar los principios y actividades del entrenamiento de fuerza

Los entrenadores deben consultar el manual del participante para obtener instrucciones, fotografías y consejos sobre las actividades.

Puntos clave

Para mejorar la fuerza muscular, necesita fortalecer los músculos. Esto significa hacer que los músculos trabajen más. Al realizar las actividades LiFE de entrenamiento de fuerza, los participantes deben buscar formas de contraer sus músculos.

Los grupos de músculos que protegerán al participante de caídas se enumeran en el manual del participante. Son los músculos de las piernas. Como parte del programa de actividades LiFE, los participantes deben aprender cómo incluir los principios relacionados con el entrenamiento de fuerza y las actividades de fuerza en su rutina diaria para mejorar la fuerza de los músculos de las piernas.

Los principios LiFE del entrenamiento de fuerza

Puede fortalecer sus músculos de varias maneras:

- Aumentar la cantidad de veces que trabaja un músculo.
- Moverse lentamente - los músculos trabajan más fuerte.
- Emplear menos músculos para mover el mismo peso.
- Aumentar la cantidad de peso que tiene que levantar o mover.

La explicación y demostración del principio de fuerza se realiza de forma ligeramente diferente a cómo se hizo para el equilibrio. Con todas las actividades de fuerza puede usar el principio de "apretar" los músculos. Los participantes deben comprender que necesitan contraer sus músculos haciendo las actividades y luego trabajar en los métodos anteriores para aumentar la fuerza en sus músculos.

Actividades LiFE que implican contraer sus músculos:

1. Flexionar las rodillas.

2. Sentarse y levantarse.

3. De puntillas: de pie y caminando.

4. De talones: de pie y caminando.

5. Subir las escaleras.

6. Caminar de lado.

7. "Apretar" los músculos.

1. Flexionar las rodillas

Explicación

La sentadilla parcial y completa es una manera fácil y efectiva de mejorar y mantener la fuerza de las rodillas y los cuádriceps. Muchas personas tienen miedo de las sentadillas debido a la artritis en las rodillas. Es por eso por lo que no hemos usado el término "sentadilla", sino más bien la frase "flexiona las rodillas". No necesita ser una flexión de rodilla completa. Cualquier nivel de flexión de la rodilla ayudará a mejorar la fuerza de los músculos alrededor de las rodillas. Si hay problemas con la artritis en las articulaciones de la rodilla, asegúrese que las flexiones de la rodilla estén en el rango de movimiento sin dolor.

Relevancia para la función diaria

Los músculos cuádriceps fuertes mejoran la estabilidad de la rodilla y mejoran la capacidad funcional para subir escaleras y levantarse de las sillas. Practicar flexiones de rodilla parciales es una forma efectiva de fortalecer los cuádriceps.

Demostración

Recoja algo de una mesa de café o un estante bajo flexionando las rodillas en lugar de flexionar las caderas o la espalda.

Cada vez que el participante hace algo por debajo de la altura de la cintura, debe intentar flexionar las rodillas. En la vida cotidiana hay numerosas ocasiones en que el participante puede flexionar las rodillas en lugar de la espalda.

2. Sentarse y levantarse

Explicación

Las personas mayores a menudo se levantan de una silla apoyándose fuertemente en sus brazos. Al usar una buena técnica para levantarse de una silla, pueden confiar más en sus piernas y al mismo tiempo fortalecerlas.

Relevancia para la función diaria

Ser capaz de levantarse de una silla con confianza permite a los participantes sentirse cómodos en una variedad de situaciones. Muchos entornos sociales tienen sillas que no tienen brazos. Al practicar levantarse de una silla sin utilizar los brazos, el participante descubrirá que mejora su confianza para levantarse de una variedad de sillas.

Demostración

La siguiente explicación se refiere a "sillas normales" y "sillas bajas". Una silla "normal" es una silla de comedor, cocina o similar. Una silla "baja" es un sillón o sofá. Es más difícil ponerse de pie sentado en una silla baja porque requiere que la persona levante más su cuerpo y tiene menos capacidad para levantarse.

Muestre al participante cuántas personas confían en utilizar los brazos de la silla o una mesa frente a ellos para levantarse de una silla. Demuestre cómo echarse hacia delante en la silla, incline el cuerpo sobre los muslos y luego use las piernas para empujar hacia arriba. Está bien que el participante emplee sus brazos inicialmente, pero debe entender cómo disminuir el uso de sus brazos para mejorar la fuerza en sus piernas.

Aunque la silla baja es más difícil, los participantes pueden practicar el uso de este tipo de silla siempre que sea seguro para ellos hacerlo. Esto se determinaría usando la HEL.

3. De puntillas: de pie y caminando

Explicación

Estar de pie o caminar de puntillas ayudará a fortalecer los flexores plantares (músculos de la pierna).

Relevancia para la función cotidiana

Tener los flexores plantares fuertes es importante ya que ayudan a despegar el pie del suelo, impulsando el cuerpo hacia delante y permitiendo que la persona camine.

Demostración: de pie

Alcance algo por encima del hombro y póngase de puntillas mientras lo hace. Aunque es posible que sea lo suficientemente alto como para no tener que ponerse de puntillas para alcanzar algo por encima de los hombros, la idea es que el alcance se convierta en la indicación para que se ponga de puntillas y, por lo tanto, fortalezca los músculos de la pierna.

Por ejemplo, el participante podría ponerse de puntillas cuando estira la mano para sacar algo del armario de la cocina, de un estante alto en la lavandería o cuando saca la ropa del armario. No es necesario que el estante o el armario estén altos: cualquier cosa que esté por encima de la altura de la cintura puede ser el indicador de la actividad "de puntillas".

Está bien si el participante necesita apoyarse al principio con una mano mientras la otra está alcanzando un objeto, pero gradualmente podrá disminuir la cantidad de apoyo de la mano.

Demostración: caminando

El participante siempre debe comenzar con un apoyo disponible. La encimera cocina, la mesa del comedor o el pasillo son buenos lugares para comenzar. El participante debe caminar de puntillas, manteniendo los talones separados del suelo. Muchos participantes solo pueden levantar los talones un poco del suelo.

4. De talones: de pie y caminando

Explicación

Estar de pie o caminar sobre los talones ayuda a fortalecer los dorsiflexores (los músculos en la parte delantera de la pierna). También es una actividad de equilibrio.

Relevancia para la función diaria

Estos músculos son importantes ya que son responsables de elevar el antepié, ayudándolo a despegarlo del suelo al caminar y pisar.

Demostración: de pie

Vuelva a apoyarse sobre los talones mientras está de pie en la cocina o en el lavabo del baño. Inicialmente demuestre este movimiento mientras se agarra a algo, ya que esta es una actividad particularmente difícil.

Demostración: caminando

Siempre comience esta actividad con apoyo. Camine al lado de la encimera de la cocina o el pasillo con los talones, tratando de mantener los dedos del pie alejados del suelo. Explique que a menudo es más fácil caminar sobre los talones que mantenerse de pie sobre ellos. Al principio, el participante puede necesitar apoyarse con sus manos, pero a medida que sus músculos se fortalezcan y su equilibrio mejore, será más fácil mantenerse de pie o caminar sobre sus talones y puede disminuir gradualmente la cantidad de apoyo necesario. Los participantes seguirán mejorando su fuerza, incluso si necesitan continuar utilizando el apoyo.

Además de ser actividades de fuerza, las actividades "de puntillas" y "de talones" son actividades de equilibrio.

5. *Subir las escaleras*

Explicación

Subir escaleras es un ejercicio extremadamente bueno para fortalecer los músculos de la rodilla.

Relevancia para la función diaria

A menudo, las personas limitarán a dónde van si no pueden o no tienen la confianza para subir escaleras. Tener la capacidad de subir escaleras con confianza mejora la capacidad de una persona para ser independiente en la sociedad.

Demostración

Muchas personas suben escaleras usando la barandilla para impulsarse. Muestre cómo usar las piernas para subir la escalera y ascender al siguiente peldaño. Si los participantes están nerviosos por soltar la barandilla, muéstreles cómo pueden disminuir gradualmente la cantidad de apoyo necesario de la barandilla.

Muchas personas limitan activamente la cantidad de veces que usan las escaleras. Explique que cada vez que suben las escaleras fortalecen los músculos de las piernas.

La actividad se practica solo subiendo las escaleras, nunca bajándolas, por razones de seguridad. Las escaleras elegidas para la práctica deben tener un pasamanos y estar libres. Recuerde a los participantes entusiastas que no deben excederse en la actividad de las escaleras. En cambio, deberán comenzar lentamente y aumentar la cantidad de veces que los participantes incluyen las escaleras.

Una actividad avanzada para esto sería subir los peldaños de las escaleras de dos en dos.

6. *Caminar de lado*

Explicación

Los abductores de cadera son un grupo de músculos importante, ya que al caminar estabilizan la cadera en la pierna de apoyo. Los abductores de cadera débiles son a veces la causa de las caídas. Caminar de lado ayuda a fortalecerlos. Este no es un movimiento que hacemos muy a menudo en la vida cotidiana, por lo que el programa LiFE fomenta esta actividad.

Relevancia para la función diaria

La mayoría de las veces caminamos hacia delante o hacia atrás, sin embargo, hay momentos en los que tenemos que caminar lateralmente, por ejemplo, al maniobrar alrededor de mesas y sillas, caminar en un ascensor lleno de gente o caminar por un camino estrecho. Dar un paso lateral con fuerza y buen equilibrio puede evitar una caída al moverse de esta manera.

Demostración

Tenga apoyo disponible, por ejemplo, la encimera de la cocina o la mesa de comedor. Demuestre cómo caminar en dirección lateral separando la pierna hacia un lado y luego juntando la pierna opuesta. Demuestre el movimiento en ambas direcciones.

7. *"Apretar" los músculos*

Al contraer los músculos que se encuentran en posición de reposo, como los tobillos, las rodillas y los glúteos, puede aumentar la carga sobre ellos y fortalecerlos.

Estos ejercicios son similares a los "tradicionales". Para el ejercicio de tobillos, los participantes deben mover sus tobillos hacia arriba y hacia abajo (esto ejercita los dorsiflexores y los flexores plantares). Para fortalecer las rodillas, los participantes deben extender la rodilla y mantenerla en esa posición durante unos segundos. Para ejercitar los glúteos, los participantes deben contraerlos, mantener la contracción durante unos segundos y luego relajarlos. Los participantes pueden hacer esto siempre que estén sentados por largos períodos de tiempo. Esto podría ser durante los anuncios mientras ve la televisión, espera el autobús o el tren, o espera al médico o al peluquero.

Orden de enseñanza para actividades de fuerza

No hay un orden establecido para enseñar las actividades de fuerza o una jerarquía para la implementación. La mayoría de las personas encuentran "flexionar las rodillas", "sentarse y levantarse" y "subir las escaleras" las actividades más fáciles de entender. Aunque las actividades para contraer los músculos son conceptualmente más simples, para algunas personas es más difícil recordarlo. Tenga cuidado si comienza las flexiones de rodilla y las actividades de subir las escaleras al mismo tiempo, ambas actividades pueden irritar las rodillas con artritis degenerativa. Los terapeutas deben ayudar a los participantes a elegir actividades que inicialmente sean fáciles de integrar en su rutina diaria.

Progresión

Las estrategias para contraer los músculos y aumentar la fuerza se implementarán de manera diferente, dependiendo del participante. Esto se debe a que el programa se adapta individualmente a cada participante. Por ejemplo, al practicar la actividad "sentarse y levantarse", algunos participantes aumentarán la cantidad de veces que incluyan la actividad; otros elegirán realizar la actividad lentamente; otros serán capaces de aumentar el número de repeticiones y realizarlo lentamente. Los participantes no necesitan progresar en ningún orden específico. Además, la forma en que los participantes contraen sus músculos dependerá de cómo integran las actividades en su rutina. Para la mayoría de los participantes, aumentar la cantidad de veces que usan un músculo o un conjunto de músculos es la forma más sencilla de trabajar sus músculos.

¿Cuántas actividades tengo que hacer?

Al igual que con las actividades de equilibrio, los participantes no están obligados a realizar un número específico de ninguna de las actividades de fuerza. La mejor manera de mejorar la fuerza muscular es realizar tantas actividades como sea posible y buscar siempre oportunidades para trabajar más.

LiFE

Una guía sobre qué hacer en cada sesión

4. Una guía sobre qué hacer en cada sesión

La siguiente sección proporciona información sobre lo que debe hacer en cada sesión. Al igual que con todas las intervenciones clínicas, es necesario utilizar el juicio profesional para determinar de lo que es capaz cada participante. Para la mayoría de los participantes, podrá implementar la integración de las actividades LiFE de acuerdo con estas pautas. Sin embargo, habrá otros que requerirán una implementación más lenta y aquellos que podrán lograr más a un ritmo más rápido.

4.1. Sesión 1

El objetivo de la sesión 1 es evaluar al participante y presentarle los principios del programa LiFE y las actividades de equilibrio y de fuerza que el participante integrará en su rutina diaria.

La primera sesión suele durar al menos una hora y media. En esta primera sesión, el terapeuta debe realizar lo siguiente:

1. Evaluar la capacidad y la rutina diaria del participante.
2. Orientar al participante al programa y al manual.
3. Enseñar los conceptos y principios clave.
4. Enseñar las actividades seleccionadas.
5. Planificar y registrar cómo, cuándo y dónde se realizarán las actividades.
6. Terminar.

1. Evaluar la capacidad y la rutina diaria del participante

Evaluar la rutina diaria del participante en busca de oportunidades

Se espera que el entrenador use la Tabla de rutina diaria (TRD) para evaluar la rutina diaria y semanal del participante para identificar cómo se puede implementar el programa LiFE y las actividades asociadas integradas en la rutina del participante. Consulte la sección "*Evaluación de la capacidad y la oportunidad*" para obtener una copia de la TRD, ejemplos e instrucciones.

Evaluar al participante

Se espera que el entrenador use la herramienta de evaluación LiFE (HEL) para evaluar las capacidades del participante. Se tarda aproximadamente treinta minutos en completar la HEL. Sin embargo, se deben tener en cuenta los niveles de salud y concentración del participante. Para obtener instrucciones sobre la administración de la HEL, consulte la sección "*Evaluación de la capacidad y la oportunidad*".

2. Orientar al participante sobre el programa y el manual

El terapeuta deberá haber leído el manual del participante a fondo y estar familiarizado con su diseño. El terapeuta deberá revisar el manual del participante con el participante y explicar el formato del manual y la estructura del programa. Es importante señalar los puntos clave, las instrucciones, las fotografías de las actividades y los consejos sobre cómo realizar las actividades correctamente.

3. Enseñar los conceptos y principios clave

Ésta es una descripción general de los temas generales que deben abordarse en esta primera sesión. Para obtener información detallada sobre cómo enseñar las actividades, consulte la sección anterior de este manual del entrenador.

Aunque los conceptos, principios y actividades se escriben por separado en este manual, generalmente se enseñan de manera simultánea. Por ejemplo, podría estar explicando el principio para reducir la base de apoyo. Puede demostrar una posición en tándem y razonar cómo esta actividad podría incorporarse a una rutina diaria por parte del participante que realiza la actividad en el lavabo del baño mientras se cepilla los dientes.

Conceptos clave

- Incorporar actividades en la rutina diaria.
- Cambiar sus hábitos.
- Buscar oportunidades para realizar las actividades.
- Desafiarse a sí mismo.
- Seguridad.

Es esencial comprender estos conceptos para enseñar eficazmente el programa. Esta información se aborda en detalle en este manual en la sección *Introducción*. También está reflejado en el *manual del participante*.

Principios del entrenamiento de equilibrio:

- Reducir la base de apoyo.
- Desplazar el peso y moverse hasta los límites de la estabilidad.
- Salvar obstáculos.

Principios del entrenamiento de fuerza:

- Aumentar la cantidad de veces que usa un músculo.
- Moverse lentamente – esto sirve para que los músculos trabajen más fuerte.
- Emplear menos músculos para mover el mismo peso.
- Aumentar la cantidad de peso que tiene que levantar o mover.

4. Enseñar las actividades seleccionadas

El número y la elección de actividades dependerán del participante, su rutina diaria y lo que se evalúe como actividades que pueda integrar más fácilmente. La HEL y la TRD se utilizan para ayudar a determinar el nivel más apropiado para comenzar las actividades de una manera desafiante pero segura. Hay información detallada sobre esto en la sección "Enseñanza del programa". A medida que enseñe cada actividad, consulte el manual del participante para mostrarle dónde está la actividad en el manual.

Enseñe 1–2 actividades de equilibrio

Puede comenzar con cualquiera de las actividades de equilibrio. Sin embargo, la mayoría de los participantes consideran que las actividades para reducir la base de apoyo son las más fáciles para comenzar. Una sugerencia sería comenzar con la posición en tándem, mantenerse sobre una pierna o caminar en tándem. Éstas no son necesariamente las actividades más fáciles, pero los participantes parecen entenderlas mejor.

Enseñe 1–2 actividades de fuerza

Puede comenzar con cualquiera de las actividades de fuerza. Sin embargo, la mayoría de los participantes encuentran que las actividades "flexionar las rodillas" y "sentarse y levantarse" razonablemente fáciles de integrar en su rutina diaria.

5. Planifique y registre cómo, cuándo y dónde se realizarán las actividades

> Los entrenadores deben explicar la importancia de planificar y registrar estos planes. Es fundamental para el proceso de cambio y formación de hábitos. Además, refuerza los logros.

Complete el Planificador de actividades

Esto incluirá las actividades de equilibrio y de fuerza que el participante planea practicar durante la próxima semana y las tareas diarias en las que el participante intenta integrar la actividad. También registra lo que el participante hace cada día, lo que refuerza la ejecución de las actividades.

El Planificador de actividades ofrece una oportunidad para que los participantes visualicen y organicen su compromiso. Incluye registrar cómo, cuándo y dónde el participante integrará sus actividades de fuerza y de equilibrio. Esto proporciona un aviso de la situación y el contexto.

Complete el Contador de actividades

Esto incluirá la actividad de equilibrio y la actividad de fuerza que el participante realizará durante la próxima semana. Por lo general, los participantes cuentan una actividad de equilibrio y una de fuerza durante un día cada semana. El contador de actividades registra una o dos actividades LiFE seleccionadas para proporcionar retroalimentación y refuerzo adicional.

El Planificador de actividades y el Contador de actividades juntos ayudan a identificar los logros y las áreas de dificultad que los participantes pueden estar teniendo.

Para obtener información detallada sobre el registro, consulte la sección "*Planificación y registro de la realización de las actividades LiFE*".

6. Resumen

Deje claro lo que el participante debe hacer entre las sesiones 1 y 2:

- Leer el manual.

- Realizar las actividades que se enseñan en la sesión 1.

- Completar las hojas de planificación de actividades todos los días.

- Establecer un plan relacionado con la actividad de equilibrio y de fuerza que contarán y en qué día contarán cada una de estas.

- Contar una o dos actividades en los días que elijan.

- Ser conscientes de la seguridad. En las primeras etapas, el participante debe consultar con un terapeuta antes de progresar en sus actividades.

Anime a los participantes a pensar en lo que les gustaría lograr. Tanto los objetivos a corto como a largo plazo son importantes. Un ejemplo de una meta a largo plazo puede ser permanecer en el hogar en el que se encuentran actualmente, continuar haciendo trabajo voluntario o poder irse de vacaciones o a una función familiar. Un objetivo a corto plazo puede ser caminar en tándem por el pasillo cuando van a la habitación. Este objetivo a corto plazo es realmente un objetivo relacionado con la actividad.

Hay mucha información para asimilar y no se espera que los participantes entiendan todo en la primera sesión de entrenamiento. Es un cambio de estilo de vida, por lo que los participantes pueden tardar un tiempo en comprender los conceptos y las actividades.

4.2. Sesiones 2–5

A lo largo de estas sesiones, el participante debe aumentar gradualmente su autonomía en la gestión del programa. Los entrenadores deben facilitar a los participantes que presenten sus propias ideas sobre dónde podrían integrarse las actividades.

Cada participante progresará de manera diferente según sus niveles iniciales y su avance. La implementación y la progresión se realizan en consulta con el participante. En las primeras etapas es prudente que los participantes consulten con usted antes de avanzar. Sin embargo, al final del entrenamiento, deberían ser capaces de incrementar la dificultad de sus propias actividades de manera competente y segura.

Las sesiones 2–4 se realizan en intervalos semanales.

La sesión 5 debe realizarse después de un descanso de al menos una semana. Esto permite al participante tener cierta autonomía en la configuración y el ajuste del programa. También le permite al terapeuta revisar si el participante puede ser independiente.

El objetivo de las sesiones 2–5 es que el participante se vuelva autónomo en la aplicación del programa LiFE. Deben poder integrar independientemente las actividades de LiFE en su rutina diaria y actualizar sus actividades de manera segura.

Antes de la sesión 2, el participante debería:

- Familiarizarse con todo el manual: su diseño y contenido.
- Haber realizado al menos una actividad de equilibrio y de fuerza en la semana anterior.
- Haber completado las hojas de registro de actividad.

Al final de la sesión 2, el participante debe:

- Ser capaz de realizar entre dos y cuatro actividades adicionales de equilibrio y de fuerza.
- Haber comenzado a identificar por sí mismo las tareas diarias en las que pueden integrar las actividades LiFE.

Al final de la sesión 5, el participante debe ser capaz de:

- Realizar al menos 10 o todas las actividades del programa LiFE.
- Completar las hojas de registro de actividades (el Planificador de actividades y el Contador de actividades) correctamente.
- Identificar áreas/actividades donde podrán integrar las actividades LiFE en su rutina diaria.
- Lograr continuar independientemente de manera segura.

Cada una de las sesiones (2–5) debería tomar aproximadamente una hora. En cada una de las sesiones, el entrenador/terapeuta debe completar lo siguiente:

1. Revisar las actividades de equilibrio y de fuerza iniciadas previamente.

2. Revisar el Planificador de actividades y el Contador de actividades.

3. Verificar y resolver problemas.

4. Reforzar la integración/vinculación con las tareas diarias y la rutina.

5. Actualizar las actividades según corresponda.

6. Introducir de uno a dos ejercicios adicionales de equilibrio y de una a dos actividades de fuerza.

7. Desarrollar planes para integrar las actividades en la rutina diaria del participante.

8. Completar o hacer que el participante complete el Planificador de actividades y el Contador de actividades.

9. Conclusión/sesión de revisión.

1. Revisar las actividades de equilibrio y de fuerza iniciadas previamente

El participante debe demostrar las actividades introducidas en la sesión anterior. El terapeuta debe:

- Corregir cualquier problema técnico.

- Reforzar los principios de equilibrio y de fuerza a medida que revisa las actividades con el participante.

- Evaluar cómo y dónde el participante ha integrado las actividades de equilibrio y de fuerza en su rutina diaria. Observar si han cambiado alguna rutina o movido algún objeto del hogar para actuar como un indicador para realizar la actividad LiFE y para facilitar que la actividad se convierta en habitual.

- Proporcionar refuerzo positivo si los participantes han realizado actividades.

- Resolver problemas si los participantes han experimentado cualquier dificultad.

El terapeuta debe verificar si hay algún problema y debe comprobar si el participante está integrando las actividades eficazmente en su rutina diaria.

2. Revisar el Planificador de actividades y el Contador de actividades

Estos registros son una herramienta útil para indicar los problemas que los participantes pueden tener con las actividades. También funcionan como un poderoso refuerzo. Por varias razones, se recomienda consultar estos registros en cada visita. Estas razones incluyen:

- Determinar con qué frecuencia el participante ha realizado las actividades.

- Examinar si los participantes pudieron alcanzar los objetivos que establecieron en la sesión anterior.

- Determinar si hay actividades en las que el participante pueda estar teniendo problemas y para determinar la(s) razón(es).

- Actuar como una herramienta de motivación.

Muchas personas encuentran que estas hojas son difíciles de completar inicialmente. El terapeuta debe animar al participante a que continúe completando las hojas, ya que son una herramienta de aprendizaje valiosa.

Si el participante pudo lograr con éxito su objetivo, deberá recibir comentarios positivos. Deben ser animados a establecer metas nuevas y más difíciles.

Consulte la sección de hojas de registro de actividad para obtener instrucciones completas y los motivos para realizar estos registros.

3. Verificar y resolver problemas

Comente con el participante cualquier problema que pueda haber encontrado. Pueden ser, pero no se limitan a:

- Actividades que se enseñaron en la sesión anterior o en las previas.

- Dificultades para integrar las actividades en la rutina diaria.

- Realización de actividades específicas.

- Actividades de mejora.

Si los participantes no pudieron lograr un objetivo establecido, revise por qué no pudieron lograrlo. Trabajen juntos para determinar por qué no pudieron lograrlo e intenten establecer un objetivo más realista. Resuelvan problemas en colaboración para solucionar cualquier dificultad encontrada. Procure aumentar gradualmente la autonomía del participante en la resolución de problemas. Un ejemplo de esto podría ser el participante que no recuerda hacer la actividad. Como terapeuta, es posible que desee hacer preguntas como: "¿Por qué cree que no pudo recordarlo? ¿Pudo hacerlo y no pudo recordarlo o no pudo hacer la actividad? ¿Ayudaría hacer la actividad y no hacer el registro?" Anime y facilite que el participante resuelva el problema y la solución. Elogie y refuerce positivamente las actividades que hayan realizado, sin importar que sean pocas.

Motívelos para alcanzar cualquier nivel. Recuerde que el participante puede necesitar más de un consejo para resolver el problema.

4. Reforzar la integración/vinculación con las tareas diarias y la rutina

Compruebe cómo, cuándo y dónde el participante ha integrado las actividades de equilibrio y de fuerza desde la sesión anterior. Observe si han movido algún objeto de la casa para actuar como un indicador para realizar la actividad LiFE. Esto facilitará que la actividad se vuelva habitual. Proporcione comentarios positivos cuando hayan realizado cambios para facilitar que las actividades se vuelvan habituales.

Si el participante tiene dificultades para vincular las actividades con su rutina diaria, puede sugerir otros recordatorios. Otros indicadores pueden estar vinculando la actividad LiFE a una situación o contexto particular. Busque lugares y tareas en la rutina diaria del participante donde se puedan incorporar las actividades LiFE. Intente animar al participante a vincular las actividades LiFE con sus actividades diarias habituales.

5. Actualizar las actividades según corresponda

Al comprobar las actividades realizadas desde la última sesión, debe animar al participante a actualizar las actividades que haya dominado. Es posible que necesite demostrar formas en que pueden hacer esto de manera adecuada y segura. Las progresiones deben registrarse en las hojas de registro de actividad.

Hay más información sobre las actividades de mejora en las secciones sobre cómo enseñar las actividades de equilibrio y de fuerza.

6. Introducir de uno a dos ejercicios adicionales de equilibrio y de una a dos actividades de fuerza

No hay un orden específico en el que las actividades deben implementarse. Es mejor comenzar con actividades que el participante pueda realizar para que alcance las metas que se establezcan. Trabaje hacia las actividades que el participante puede encontrar más difíciles. No es necesario que las actividades se realicen en el orden en que se presentan en el manual. El objetivo es completar todas las actividades al final del entrenamiento.

Los participantes deben poder ejecutar al menos una o dos actividades de equilibrio y una o dos de fuerza en cada sesión. El formato de cinco sesiones se basa en que el participante pueda gestionar dos actividades adicionales de equilibrio y dos de fuerza cada semana. Si no pueden, requerirán más sesiones de las que figuran en el formato de investigación.

7. Desarrollar planes para integrar las actividades en la rutina diaria del participante

Los participantes deben planificar cómo incorporarán las actividades recién aprendidas en su rutina. También deben incluir planes para seguir haciendo actividades que han aprendido previamente. A lo largo de estas sesiones, el participante debe aumentar gradualmente la cantidad de control que tiene sobre el establecimiento de estos objetivos y la integración de estas actividades.

Consulte la sección sobre "*Planificación y registro de la realización de las actividades LiFE*" para ver ejemplos.

8. Completar o hacer que el participante complete el Planificador de actividades y el Contador de actividades

Inicialmente, el terapeuta puede completar o ayudar al participante a completar las hojas. Sin embargo, los participantes deben asumir gradualmente la tarea de planificar dónde incorporarán las actividades y completar las hojas de registro de actividades con los objetivos para la semana o semanas siguientes. Puede ser útil que los participantes organicen su plan para incorporar actividades mientras el terapeuta está allí.

Al final de cada sesión, el terapeuta debe asegurarse de que el participante tenga un número suficiente de hojas de registro hasta la próxima sesión.

9. Conclusión/sesión de revisión

Antes de irse, verifique nuevamente si hay algo que los participantes quieran aclarar. Repase brevemente lo que se ha tratado en la sesión. Asegúrese de que los participantes entienden lo que se espera de ellos entre las sesiones y cuándo está programada la próxima visita al terapeuta. Por lo general, la siguiente visita se reserva con el participante en este momento.

4.3. A lo largo de cada sesión

A lo largo de cada sesión, involucre a los participantes en la planificación de cómo, cuándo y dónde se integrarán las actividades y cómo actualizarán las actividades. Necesitará proporcionar un refuerzo positivo y ánimo. Esto es parte esencial del papel que tiene el terapeuta y debe proporcionarse en todas y cada una de las sesiones. No es una actividad separada, sino que surge del diálogo positivo que el terapeuta necesita desarrollar con cada participante. Finalmente, el entrenador necesita verificar la seguridad del participante. La seguridad es primordial para el programa y se debe recordar a los participantes que cada actividad debe implementarse de manera segura. Es particularmente importante reforzar esto cuando los participantes actualizan sus actividades: se anima a los participantes a desafiarse a sí mismos, pero a tener en cuenta la seguridad en todo momento.

4.4. Sesiones 6 y 7 (sesiones de refuerzo)

Si el participante ha podido aprender todas las actividades e integrarlas en sus rutinas diarias en la sesión 5, entonces las sesiones 6 y 7 se pueden usar para reforzar el programa y verificar el progreso y la seguridad del participante según se requiera.

La sesión 6 debe realizarse después de al menos un descanso de dos semanas después de la sesión 5. La sesión 7 debe programarse aproximadamente cuatro semanas después de la sesión 6. Estos descansos permiten al terapeuta y al participante evaluar cómo se está manejando el participante de forma independiente.

Aunque se sugiere un plazo de ocho a doce semanas para implementar estas dos sesiones finales, esto debe verse como una guía (consulte la Tabla 1 para conocer la programación de las sesiones). Dependerá de las necesidades del participante.

Es posible que algunos participantes no hayan podido aprender e integrar todas las actividades en la sesión 5. En este caso, el terapeuta puede usar las sesiones 6 y 7 para continuar enseñando e implementando las actividades. Esto se hace de la misma manera que las sesiones anteriores.

Los objetivos y componentes de las sesiones 6 y 7 son similares a las sesiones 2–5. Sin embargo, al final de la sesión 7, los participantes deberían ser totalmente autónomos al incorporar, realizar y mejorar las actividades en el programa LiFE.

Un componente adicional para estas dos sesiones finales es:

Finalizar la implementación del programa LiFE

Estas sesiones deberán ofrecer la oportunidad de reforzar los puntos clave, principios y actividades del programa LiFE. Se debe animar a los participantes a que intenten integrar y realizar todas las actividades del programa. Los que encuentran más difíciles pueden ser los que más necesiten practicar.

El terapeuta y el participante pueden revisar cómo el participante ha logrado implementar el programa y abordar cualquier problema que pueda haber surgido.

Se debe recordar a los participantes que este es un programa de estilo de vida y que deben continuar desafiándose a sí mismos y mejorar sus actividades de manera continua.

4.5. Llamadas telefónicas

Las llamadas telefónicas a los participantes se utilizan como complemento de las sesiones de enseñanza. Está diseñado para proporcionar un recordatorio a los participantes para continuar haciendo las actividades. Como guía, sugerimos que se realicen llamadas a los participantes aproximadamente a las semanas 10 y 20. Sin embargo, esto puede variar dependiendo de si el terapeuta considera que el participante puede manejarse de manera independiente.

La primera llamada telefónica está programada un par de semanas después de la primera sesión de refuerzo (sesión 6). Esto permite al participante la oportunidad de haber estado trabajando independientemente para integrar todas las actividades en su rutina diaria. Al programarlo antes de la próxima sesión de refuerzo (sesión 7), le permite al terapeuta determinar qué podría abordar en la sesión de refuerzo posterior.

La segunda llamada está programada tras un período de tiempo desde que el participante haya organizado el programa de forma independiente.

El propósito de las llamadas telefónicas es ofrecer la oportunidad de:

- Comentar cualquier dificultad que los participantes puedan tener con el programa y proporcionar un consejo para que puedan resolver problemas.
- Comentar los cambios que los participantes han realizado en su día para incorporar las actividades de equilibrio y de fuerza.
- Comentar las actividades de mejora con los participantes para que sigan desafiándose a sí mismos.
- Reforzar los principios del programa LiFE.
- Animar y motivar a los participantes a continuar con el programa y a ser más activos.

LiFE

Planificación y registro de la realización de las actividades LiFE

5. Planificación y registro de la realización de las actividades LiFE

5.1. Planificación y registro

Se utilizan dos tipos de hojas de planificación y registro en el programa LiFE. Estos son el Planificador de actividades y el Contador de actividades. Los participantes necesitan que se les enseñe cómo completar estos formularios. También necesitan entender la razón para completarlos. El propósito es ayudar a planificar las actividades que se realizarán y ayudar al participante a recordar realizar las actividades del programa. Completar los formularios ayuda a conseguir que la actividad se vuelva habitual.

5.2. Planificador de actividades

El Planificador de actividades es una herramienta que tiene una doble función. Ayudar a los participantes a planificar lo que pretenden hacer y registrar lo que han podido hacer. Esto proporciona retroalimentación a ellos y al terapeuta sobre la ejecución de las actividades. El planificador de actividades ayuda a los participantes a hacer que las actividades sean habituales y los anima a buscar oportunidades en su rutina diaria donde las actividades LiFE pueden integrarse.

La razón fundamental para completar el Planificador de actividades es que:

- Ayuda a los participantes a visualizar las actividades y planificar cómo, cuándo y dónde integrarán y realizarán las actividades.

- Recuerda a los participantes que realicen las actividades.

- Refuerza la ejecución de las actividades.

- Ayuda a establecer el hábito de realizar las actividades.

- Ayuda al participante a aprender todas las actividades.

- Indica al terapeuta con qué actividades el participante puede estar teniendo problemas.

Hay una hoja para actividades de equilibrio y otra para actividades de fuerza. Se completan diariamente, ya sea cuando el participante realiza la actividad o al final del día. El propósito de este formulario es registrar si el participante ha realizado esa actividad en concreto en ese día en particular. No es contar la cantidad de veces que el participante ha realizado la actividad cada día. Si han realizado la actividad, es como marcar un elemento en una lista de "cosas por hacer". Esto proporciona refuerzo positivo. Si no se han acordado de hacer una actividad en particular, se les recordará que la hagan al día siguiente. El objetivo del Planificador de actividades es recordar haber realizado la actividad, no la cantidad de veces que se realizó la actividad.

> **El Planificador de actividades LiFE y un ejemplo de un Planificador de actividades LiFE completo se pueden encontrar en las siguientes páginas. También se puede descargar del sitio web http://www.fundacioninfosalud.org**

Planificador de actividades: entrenamiento de equilibrio. Inicio de semana / /

PRINCIPIO DE EQUILIBRIO	Actividad de equilibrio	Ejemplo de tareas diarias. ¿Cómo, cuándo y dónde?	Marque si está hecho							
Reducir la base de apoyo	Posición en tándem									
	Caminar en tándem									
	Apoyo sobre una pierna									
Desplazar el peso y moverse hasta los límites de la estabilidad	Moverse hacia los lados									
	Moverse hacia delante y hacia detrás									
Salvar obstáculos	Hacia delante y hacia detrás									
	Hacia un lado y hacia el otro									

Planificador de actividades: entrenamiento de fuerza. Inicio de semana   /   /

PRINCIPIOS DE FUERZA	Actividad de fuerza	Ejemplo de tareas diarias. ¿Cómo, cuándo y dónde?	Marque si está hecho								
Flexionar las rodillas	Flexión de rodillas										
Sentarse y levantarse	Silla normal										
	Silla baja										
De puntillas	Mantenerse de puntillas										
	Caminar de puntillas										
De talones	Mantenerse de talones										
	Caminar de talones										
Subir escaleras	Subir escaleras										
Moverse hacia los lados	Caminar de lado										
"Apretar" los músculos	Mover tobillos										
	Flexionar/extender rodillas										
	Contraer/relajar glúteos										

Cómo completar el Planificador de actividades

Agregar el día / fecha

Este es el cuadro en blanco justo debajo de "*Marcar si está hecho*".

Los formularios han sido diseñados para completarse durante un período de siete días. El primer conjunto debe tener el día/fecha rellenado por el terapeuta. Por ejemplo, si la sesión inicial con el participante es un martes, el registro debe comenzar ese día o el día siguiente y debe completarse durante los próximos siete días. Si no va a ver al participante una semana después del comienzo, debe dejarlo con suficientes formularios completos de día/fecha para cada día hasta la próxima reunión.

Ejemplo de tarea diaria: vincular las actividades e incorporarlas a las tareas diarias

Esta sección es para que los participantes escriban en qué tarea diaria planean integrar la actividad y cuándo planean realizarla. Ayuda a visualizar cómo y planificar cuándo realizarán la actividad. La tarea se convierte en el recordatorio para realizar la actividad de equilibrio o de fuerza.

Esta sección debe ser completada inicialmente por el terapeuta. En la primera sesión de entrenamiento, complete un ejemplo de una tarea a la que el participante va a vincular la actividad de equilibrio o de fuerza. Utilizando la tabla de rutinas diarias completadas por el participante como un aviso, haga que el participante proponga sus propias ideas para las tareas diarias apropiadas en las que incorporar las actividades.

Por ejemplo, el participante podría decir que se cepilla los dientes por la mañana y por la noche. Puede sugerir que este es un buen momento para realizar una actividad de equilibrio, como mantenerse sobre una pierna con un nivel adecuado de apoyo. Cepillarse los dientes se convierte en el aviso o recordatorio para realizar la actividad de equilibrio.

Inicialmente, el participante necesitará un poco de ayuda para realizar tareas diarias en las que se puedan incorporar actividades. Sin embargo, a medida que se familiaricen con las actividades, deben asumir gradualmente el papel de decidir a qué tareas conectará una actividad. Anime a los participantes a proponer sus propias ideas y enfatice que este es su programa y que cuanto más se impliquen, más beneficios obtendrán. Si no están seguros de una determinada situación o si fuera apropiado vincular una actividad en ella, primero deben comentar la idea con el terapeuta/entrenador.

lunes

Planificador de actividades: entrenamiento de equilibrio. Inicio de semana 18/01/ 21

PRINCIPIO DE EQUILIBRIO	Actividad de equilibrio	Ejemplo de tareas diarias. ¿Cómo, cuándo y dónde?	Marque si está hecho						
			L 18/1	M 19/1	X 20/1	J 21/1	V 22/1	S 23/1	D 24/1
Reducir la base de apoyo	Posición en tándem	En la cocina mientras friego los platos	✓	No fregé	✓	✓	No fregé	✓	✓
	Caminar en tándem	En el pasillo. (desde la cocina hacia el salón), después de cenar (para ver la televisión)		✓	✓	✓		✓	✓
	Apoyo sobre una pierna	Mientras me cepillo los dientes (mañana y noche), alternando las piernas	✓	✓	✓	✓	✓	✓	✓
Desplazar el peso y moverse hasta los límites de la estabilidad	Moverse hacia los lados	Mientras me seco el pelo después de lavarlo o mientras me cepillo por la noche	✓	✓	✓	✓	✓	✓	
	Moverse hacia delante y hacia detrás								
Salvar obstáculos	Hacia delante y hacia detrás	Sobre la unión de las baldosas cuando voy a planchar la ropa por la mañana	✓	✓	✓	✓	✓	✓	✓
	Hacia un lado y hacia el otro								

Lunes

Planificador de actividades: entrenamiento de fuerza. Inicio de semana 18/01/21

PRINCIPIOS DE FUERZA	Actividad de fuerza	Ejemplo de tareas diarias. ¿Cómo, cuándo y dónde?	Marque si está hecho						
			L 18/1	M 19/1	X 20/1	J 21/1	V 22/1	S 23/1	D 24/1
Flexionar las rodillas	Flexión de rodillas	Cuando vaciaba el lavavajillas	✓	✓	✓	✓	✓	✓	✓
Sentarse y levantarse	Silla normal								
	Silla baja	Cuando me voy del salón después de ver la televisión por la noche	✓	✓	✓	✓	✓	✓	✓
De puntillas	Mantenerse de puntillas	Cada vez que saco las tazas del armario	✓	✓	✓	✓	✓	✓	✓
	Caminar de puntillas	A lo largo del pasillo cuando voy a lavar o planchar la ropa	✓	✓	✓	✓	✓	✓	✓
De talones	Mantenerse de talones								
	Caminar de talones	A lo largo del pasillo para ir al salón	✓	✓	✓	✓			
Subir escaleras	Subir escaleras	Cada vez que necesito algo de la habitación del piso superior	✓	✓	✓	✓			
Moverse hacia los lados	Caminar de lado	Cuando camino al lado del coche en el garaje antes de conducir	✓	✓	✓	✓	✓	✓	✓
"Apretar" los músculos	Mover tobillos	Durante los anuncios publicitarios	✓	✓	✓	✓	✓	✓	✓
	Flexionar/extender rodillas	mientras veo la televisión	✓	✓	✓	✓	✓	✓	✓
	Contraer/relajar glúteos	por la noche	✓	✓	✓	✓	✓	✓	✓

Seleccionando las casillas: realización de la actividad

El participante completa el formulario marcando la casilla cada día de la semana que ha realizado cada actividad de equilibrio y de fuerza. En estos formularios no se necesita registrar la cantidad de veces que realizan la actividad, solo que la han realizado al menos una vez durante ese día en particular. Sin embargo, se debe animar a los participantes a ejecutar las actividades más de una vez al día. Deben tratar de vincular la actividad a una tarea diaria como un recordatorio para realizar la actividad.

El participante puede completar el formulario a una hora particular del día, como después de la cena, o puede hacerlo durante el día ya que ha realizado esa actividad en particular. (Vea el ejemplo para el formulario completo).

Revisión del Planificador de actividades

Estas hojas están diseñadas para ayudar a planificar y reforzar las actividades. También ofrecen retroalimentación al terapeuta y al participante sobre la capacidad del participante para ejecutar la actividad. La información en las hojas puede indicar si el participante tiene alguna dificultad que requiera asistencia del terapeuta.

Revisar las hojas en cada sesión refuerza la importancia de rellenarlas. Completarlas refuerza la ejecución de las actividades.

5.3. Contador de actividades

Este formulario es para que los participantes registren la cantidad de veces que realizan una actividad en particular en un día específico. El recuento actúa como un refuerzo. Establece un punto de partida a partir del cual los participantes pueden medir sus propios logros y ofrece un incentivo para aumentar la cantidad de veces que se realiza una actividad.

No sería posible contar cada actividad todos los días. Sin embargo, como muestra, se decidió hacer que los participantes contaran las actividades que realizan dos días por semana. Como regla general, uno de estos días se usa para contar la cantidad de actividades de equilibrio realizadas y el otro día se usa para contar la cantidad de actividades de fuerza realizadas.

> El contador de actividad LiFE y un ejemplo de un contador de actividad LiFE completo se pueden encontrar en las siguientes páginas. También se puede descargar del sitio web
> http://www.fundacioninfosalud.org

Contador de actividad. Inicio de semana   /   /

Actividad	Día	Recuento

¿Ha tenido problemas al realizar alguna de las actividades de este programa?

Sí / No

En caso afirmativo, proporcione detalles

Contador de actividad. Inicio de semana 18/04 21

Actividad	Día	Recuento
Apoyo sobre una pierna	Martes	
Flexión de rodillas	Jueves	

¿Ha tenido problemas al realizar alguna de las actividades de este programa?

Sí / No

En caso afirmativo, proporcione detalles

Cómo completar el Contador de actividades

Inicialmente, el terapeuta elige dos actividades, una para el equilibrio y otra para la fuerza, que el participante contará en la semana siguiente. Estos se registran en el formulario.

Haga que el participante elija los dos días en los que contará las actividades realizadas. Registre los días elegidos en el formulario. Inicialmente, una buena idea es contar con días en los que el participante sepa que estará en casa durante gran parte del día. Esto puede cambiar a medida que el participante se familiarice más con el proceso. Los días elegidos para contar no tienen que ser iguales cada semana. Es mejor si no son días consecutivos, aunque esto no es esencial. Cada semana se registra una actividad diferente de equilibrio y de fuerza.

En el estudio original hubo muchos participantes que consideraron útil contar, especialmente en las primeras etapas. Sin embargo, hubo otros que no cumplieron con esta actividad. Se ha incluido ya que fue un refuerzo bastante fuerte para muchos de los participantes una vez que entendieron la importancia.

Métodos de recuento

En el estudio original se animó a todos los participantes a contar las actividades especificadas y registrar el recuento en el Contador de actividades. Hubo varios métodos de recuento que fueron utilizados por los participantes. Estos se describen a continuación. El método preferido para la investigación fue el contador. Sin embargo, no todos querían usarlo. El propósito del recuento es reforzar la actividad, los participantes pueden elegir el método que más les convenga. El número que han reflejado se registra en el Planificador de actividades y el Contador de actividades.

Contador

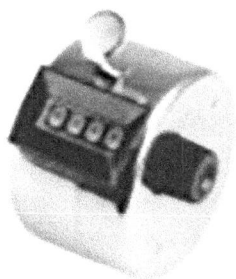

Figura 2: Ejemplo de un contador.

Registro con lápiz y papel

Algunos participantes prefirieron usar lápiz y papel para registrar la cantidad de veces que realizaron las actividades especificadas. La mayoría marcó un "tic" cada vez que realizaba la actividad y registraba el número al final del día.

Estimación

Hubo algunos participantes que prefirieron estimar la cantidad de veces que ejecutaron la actividad especificada. Este es el método menos ideal, pero se puede usar como refuerzo.

Cómo contar las actividades

Es importante recordar que el "número" que los participantes tienen que mejorar es específico para sus circunstancias particulares. Su programa es único para ellos, su entorno y su rutina diaria. Unas escaleras para un participante pueden ser los cinco peldaños en la puerta de atrás. Para otro participante, pueden ser quince peldaños hasta el piso superior de su casa.

Actividades para caminar

Las actividades para caminar deben contarse por episodio. Por ejemplo, si el participante camina en tándem por el pasillo, se contará como un episodio. Si volviera a caminar, contaría como otro episodio. Las actividades para caminar incluirían caminar en tándem, caminar de lado, caminar de puntillas y caminar de talones.

Moverse hacia delante y hacia atrás, de lado a lado

Moverse hacia la izquierda y luego hacia la derecha se cuenta como uno. Moverse hacia delante y luego hacia atrás se cuenta como uno.

Salvar obstáculos hacia delante y hacia atrás, de lado a lado

El participante debe avanzar hacia delante y luego hacia atrás para registrar esto como uno. El participante debe pasar de lado sobre el objeto y luego volver al otro lado para contar uno.

Sentarse y levantarse

Levantarse desde una posición sentada cuenta como uno. Reforzar al participante que debe pensar en cómo se levantará de la silla, utilizando el menor apoyo posible de sus manos.

Subir las escaleras

El número de escaleras disponibles para cada participante variará. La idea es animar a los participantes a subir las escaleras con más frecuencia, en lugar de evitarlas y que se concentren en usar las piernas para subir las escaleras en lugar de impulsarse con los brazos. Los participantes deben subir cualquier cantidad de peldaños que tengan en su hogar como el recuento de uno.

Haga hincapié en el participante que al practicar las actividades y completar los formularios de actividad diariamente, ayuda a reforzar las actividades y a formar nuevas rutinas y, finalmente, nuevos hábitos para la vida.

5.4. Nota final

El manual del entrenador del programa LiFE está diseñado para usarse junto con el manual del participante del programa LiFE. Los terapeutas deberán haber leído completamente el manual del participante y haber incorporado al menos algunas de las actividades LiFE en sus propias vidas antes de enseñarlas a los participantes.

Los entrenadores deben leer la sección "*Historias y citas*" del manual del participante. Esto les ayudará a comprender algunos de los resultados positivos logrados con el programa y les proporcionará historias para compartir con sus participantes.

Es importante que los entrenadores tengan conocimientos sobre la formación de hábitos, la marcha y los patrones de la marcha y otros programas de ejercicios de prevención de caídas.

LiFE
Referencias

6. Referencias

Anstey, K. J., Burns, R., von Sanden, C., Luszcz, M. A., Anstey, K. J., Burns, R., Luszcz, M. A. (2008). Psychological well-being is an independent predictor of falling in an 8-year follow-up of older adults. *Journals of Gerontology Series B-Psychological Sciences & Social Sciences, 63*(4), 249–257.

Bandura, A. (1997). *Self-efficacy: the exercise of control.* New York: W.H. Freeman.

Beauchet, O., Annweiler, C., Allali, G., Berrut, G., Herrmann, F. R., & Dubost, V. (2008). Recurrent falls and dual task-related decrease in walking speed: is there a relationship? *Journal of the American Geriatrics Society, 56*(7), 1265–1269.

Clemson, L., Fiatarone Singh, M., Bundy, A., Cumming, R. G., Manollaras, K., O'Loughlin, P., & Black, D. (2012). Integration of balance and strength training into daily life activity to reduce rate of falls in older people (the LiFE study): randomised parallel trial. *British Medical Journal, 345*:e4547.

Clemson, L., Fiatarone Singh, M., Bundy, A. C., Cumming, R. G., Weissel, E., Munro, J., Black, D. (2010). LiFE pilot study: a randomised trial of balance and strength training embedded in daily life activity to reduce falls in older adults. *Australian Occupational Therapy Journal, 57*(1), 42–50.

Clemson, L., & Swann, M. (2008). *Stepping on: building confidence and reducing falls. A community based program for older people* (2nd ed.). Camperdown, NSW: Sydney University Press.

Fiatarone Singh, M. A., & Murphy, K. (2003). *Helping elders activate their lives. HEAL program training manual for staff and exercise leaders.* Boston: Hebrew Rehabilitation Center for the Aged & Fit for Your Life Foundation, Ltd.

Friery, L. (2007). *Rasch analysis of the LiFE assessment of functional balance and strength.* Lidcombe: The University of Sydney.

Holland, R. W., Aarts, B., & Langendam, D. (2006). Breaking and creating habits on the working floor: a field-experiment on the power of implementation intentions. *Journal of Experimental Social Psychology, 42*, 776–783.

Kuptniratsaikul, V., Praditsuwan, R., Assantachai, P., Ploypetch, T., Udompunturak, S., & Pooliam, J. (2011). Effectiveness of simple balancing training program in elderly patients with history of frequent falls. *Clinical Interventions in Aging, 6*,111–117. *Epub 2011 May 6.*

Lally, P., & Gardner, B. (2011). Promoting habit formation. *Health Psychology Review*. doi: 10.1080/17437199.2011.603640

Liu-Ambrose, T., Ahamed, Y., Graf, P., Feldman, F., & Robinovitch, S. N. (2008). Older fallers with poor working memory overestimate their postural limits. *Archives of Physical Medicine and Rehabilitation, 89*(7), 1335–1340.

Lord, S. R., Sherrington, C., & Menz, H. B. (2001). *Falls in older people: risk factors and strategies for prevention*. Cambridge: Cambridge University Press.

Ronis, D. L., Yates, J. F., & Kirscht, J. P. (1989). Attitudes, decisions, and habits as determinants of repeated behavior. In A. R. Pratkanis, S. J. Breckler & A. G. Greenwald (eds), *Attitude, structure and function* (pp. 213–239). NY: Erlbaum.

Silsupadol, P., Lugade, V., Shumway-Cook, A., van Donkelaar, P., Chou, L.-S., Mayr, U., & Woollacott, M. H. (2009). Training-related changes in dual-task walking performance of elderly persons with balance impairment: a double-blind, randomized controlled trial. *Gait & Posture, 29*(4), 634–639.

Whittle, M. (1991). *Gait analysis: an introduction*. Oxford: Butterworth–Heinemann.

www.ingramcontent.com/pod-product-compliance
Lightning Source LLC
Chambersburg PA
CBHW081409270326
41931CB00016B/3429